Erstangriff Brustkrebs

Stärke im Kampf: Taktiken, Resilienz, Lehren.

Ing. Tim Mai

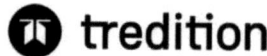

Druck und Distribution im Auftrag der Autoren:
tredition GmbH, Heinz-Beusen-Stieg 5, 22926
Ahrensburg, Deutschland

WIDMUNG

Ich widme dieses Buch allen Menschen, die selbst an Krebs erkrankt sind, sei es, dass sie den Kampf gewonnen oder verloren haben. Allen, die selbstlos an medizinischen Studien teilnehmen, sowie denen, die ihr Leben dem Kampf gegen lebensbedrohliche Erkrankungen gewidmet haben. Ihr seid das strahlendste Licht der Hoffnung inmitten des dunkelsten Tals dieser Welt.

Und selbstverständlich widme ich dieses Buch dir, meiner Kiwi. Du bist die Kämpferin, die mich jeden Tag inspiriert.

ERSTANGRIFF BRUSTKREBS

INHALT

5

ERSTANGRIFF BRUSTKREBS

DANKSAGUNG

Ich danke meiner geliebten Frau Nadine für ihre Willenskraft, Liebe und Stärke. Für ihr positives Gemüt. Für jede Sekunde, die sie mit mir verbringt. Für ihre zauberhafte Seele und ihr großes Herz. Ohne dich wäre mein Leben inhaltslos und vergeben. Du bedeutest mir die Welt, und ich würde jeden Moment meines Lebens darin investieren, dich zu beschützen. Du bist das Beste, was mir je passiert ist. Mein helles Licht in meinem finsteren Tal. Ich liebe dich von ganzem Herzen.

Ich danke meiner Familie, Renata und Robert, Oma und meinen Verwandten in Polen und auf der ganzen Welt, Janna, Monika, für ihre bedingungslose Unterstützung. Egal ob es alltägliche Dinge waren oder Momente des Zuhörens, ihr hattet einen großen Anteil an diesem Buch und der Genesung von Nadine. Auch wenn uns das Blut trennt, seid ihr Familie für uns. Ihr habt gebetet, Kerzen in allen Kirchen dieser Welt aufgestellt und habt Nadine das Gefühl von Familie gegeben.

Mein Dank gilt unseren Freunden, die uns in der schwierigen Zeit begleitet haben, ein offenes Ohr hatten, mit uns Spaß hatten und uns behandelt haben, wie wir es wollten: wie ganz normale Menschen und nicht wie Zombies, die bereits auf ihr Grab warten.

Unseren lieben Freunden aus Mettmann: Ihr habt uns selbstlos einen Freiraum auf eurer Finca geboten und Nadine bei ihrer Genesung unterstützt. Das hätten 99% aller anderen Menschen nicht getan. Diese selbstlose Hilfe werde ich euch nie vergessen. Danke.

Es gibt noch so viele andere Menschen, die uns geholfen haben. Alle Namen aufzuzählen würde den Rahmen sprengen. Ich möchte mich im Allgemeinen bei den vielen Arbeitskollegen von Nadine und von mir bedanken für das viele Verständnis, die freundlichen Worte und die Zeit, die ihr uns gegeben habt. Auch bei allen übrigen Freunden, die wir in dieser Zeit kennengelernt haben: Eure Zeit war sehr kostbar, und wir haben sie jede Sekunde genossen.

Schlussendlich möchte ich allen Mitarbeitern der Onkologie, des Brustzentrums, der Gynäkologie, der diagnostischen Radiologie, des CTs, des MRTs und den Ärzten danken. Ohne die klassische Medizin und eure einfühlsame Behandlung wäre die Genesung von Nadine nie möglich gewesen. Eure Jobs sind die Wichtigsten auf diesem Planeten, mit der geringsten Wertschätzung (das gilt übrigens für alle sozialen Berufe). Ihr seid das Fundament unserer Gesellschaft. Ich danke euch von ganzem Herzen. Allen Studienteilnehmern und Alternativmedizinern gilt mein Dank: Eure Fachartikel haben es mir ermöglicht, meine Gefahrenmatrix effektiv anzugreifen. Ihr habt Wege und Mittel gezeigt, die die westliche Kultur längst vergessen hat.

VORWORT

Ich weiß genau, wie du dich gerade fühlst: Die Ängste, die du erlebst, und die Ungewissheit, die dich in den Wahnsinn treibt. Bevor ich mich selbst vorstelle, möchte ich mich bei dir entschuldigen: Meine Worte werden in diesem Buch sehr direkt sein. Manchmal wirst du dich fragen, warum ich dir so hart auf deine Fragen antworte, aber das hat immer nur einen Grund: Ich weiß, dass in Gefahrensituationen nur klare Ansagen zu einem bestmöglichen Ausgang führen. Weiche „möglicherweise" und „könnte sein" Aussagen werden dir nicht helfen. Sie werden dir eher schaden und dich verunsichern. Aber bevor wir uns zusammen eine Taktik überlegen, wie du für dich mit der Situation am besten umgehst, möchte ich, dass du folgendes liest: Du schaffst das. Wiederhole das: Ich schaffe das. Und jetzt nochmal: Ich schaffe das. Nochmal: Ich schaffe das. Nochmal: Ich bin stark genug, alle Herausforderungen, die mir gestellt werden, zu meistern. Sag zu dir: Ich bin positiv, stark, wundervoll und liebe das Leben. Ich verdiene diese Situation nicht, aber ich werde vor Herausforderungen nicht zurückweichen. Ich werde dieses Problem meistern, wie ich den Rest meines Lebens bereits gemeistert habe. Das ist nicht das Ende, sondern ein neuer Anfang, aus dem ich meine Schlüsse ziehen und die richtigen Entscheidungen treffen werde. Ich werde auf meine Intuition hören und meine Gesundheit selbst in die Hand nehmen und alle Möglichkeiten verwenden, die mir bei der Genesung helfen.

Die Aussprache von Worten manifestiert sich in unserer realen Welt. Ohne die Formulierung eines Ziels wirst du dieses niemals erreichen können. Aus diesem Grund gibt es auch den Spruch „Sei vorsichtig, was du dir wünschst. Es könnte in Erfüllung gehen."

Diese Sätze waren mit Sicherheit die Wichtigsten im ganzen Buch. Folgst du diesen, hast du schon einen riesigen Schritt in Richtung deiner Genesung gemacht. Zum Zeitpunkt, an dem ich das Buch angefangen habe, hat meine Frau ihre erste große systemische Chemotherapie abgeschlossen. Vor uns stehen immer noch drei Monate Chemo, Operation, Bestrahlung, Tamoxifen und Antikörpertherapie. Warum ich dieses Buch schreibe? Ganz einfach: Ich bin Brandoberinspektor und Ingenieur von Beruf. Falls du damit nichts anfangen kannst: Ich leite Einsätze bei der Berufsfeuerwehr. Ich habe damals mein Hobby zum Beruf gemacht und werde jeden Tag mit gefährlichen Situationen konfrontiert und habe ein System verinnerlicht, diese Situationen zu lösen. Hierfür nutze ich Methoden, die ich bei der Genesung meiner Frau angewendet habe. Und selbige möchte ich dir ans Herz legen, damit auch du diese beschissene Zeit meisterst. Diese Methoden möchte ich in diesem Buch zusammenfassen, um dir einen „Erstangriff" für deinen Brustkrebs zu ermöglichen.

Ich kenne das anfängliche Gefühl der Ohnmacht, solange keine klare Diagnose feststeht. Ich kenne auch die Zeit, nachdem die Diagnose feststeht. Und ich kann dir eins versprechen: In beiden Fällen kannst du aktiv deine Genesung selbst in die Hand nehmen und deine Zukunft gestalten. Du bist kein Opfer deiner Gegebenheiten, sondern der Schöpfer einer neuen Zeit für dein Leben. Nimm deine Zeit also selbst in die Hand und nutze das Wissen, welches ich dir vermitteln möchte.

Wenn du sagst, dass du etwas für Blödsinn oder Hokus-Pokus hältst: Auch okay! Du musst deinen eigenen Weg finden, und ich möchte dir nur Möglichkeiten aufzeigen, die uns geholfen haben. Wenn du am Ende der vielen Zeilen sagst, dass mein Schreibstil viel zu forsch ist und man auch alles hätte „netter" formulieren können: Gar kein Problem. Mich interessiert nicht, ob du mich magst oder das Lesen dir besondere Freude bereitet hat. Mich interessiert, wie im Einsatz nur eines: Das bestmögliche „Outcome" des Menschen, für den ich verantwortlich bin. Mit Outcome meint man im Rettungsdienst den potenziellen Ausgang für einen Patienten. Da du dieses Buch gekauft hast, bin ich erstmal verantwortlich, dir alle Möglichkeiten, die uns geholfen haben, beizubringen. Und vertrau mir: Nichts auf diesem Planeten interessiert mich mehr als die gesundheitliche Genesung aller Menschen, die mir im Laufe der Zeit bei schweren Schicksalsschlägen begegnet sind.

Geschwafel wirst du in diesem Buch nicht finden. Wenn du eines nicht hast, dann ist es Zeit für ausgedehnte Recherchen, die von unnötigen Worten aufgefressen werden. Alle Informationen in diesem Buch werden kurz, knackig und verständlich dargelegt, damit dein „Erstangriff" möglichst zügig vollzogen werden kann. Am Ende des Tages möchte ich dir Essenzen darlegen und keine wissenschaftlichen Artikel, die dich mehrere Stunden binden. Du kannst dir aber sicher sein, dass ich diese Artikel in vielen, vielen Nächten studiert habe. Alle Dinge, die du hier lesen wirst, sind belegbar. Mal mit mehr Studien, mal mit weniger. Und dabei meine ich keine Artikel, die von einem selbsternannten Schamanen aus Gelsenkirchen geschrieben worden sind, der tagsüber Regentänze aufführt, um Menschen von Krebs zu heilen. Ich rede von wissenschaftlichen Artikeln mit seriöser Quelle.

Solltest du selber recherchieren: Achte auf den Zeitpunkt der Veröffentlichung. Gerade im Bereich des Brustkrebses passiert unheimlich viel. Sieh dir „Mutmacher-Geschichten" an und denk immer daran: Die meisten geheilten Menschen möchten das Thema Krebs irgendwann abschließen und schreiben nicht mehr in einschlägigen Foren. Das liegt nicht daran, dass sie gestorben sind, sondern dass sich ihr Leben wieder normalisiert hat. Unterhalte dich mit deinem Arzt oder Ärztin, die deine Mammografie durchgeführt hat oder durchführen wird: Sie können dir bestätigen, wie viele geheilte Fälle es wirklich gibt.

Was den Fortschritt selbst betrifft: In diesem Jahr wurde eine klinische Studie in der zweiten Stufe begonnen, die einen Impfstoff gegen HER2-positiven Brustkrebs bei Patienten anwendet. Die erste Studie war so erfolgreich, dass die Wissenschaftler fest davon überzeugt sind, tatsächlich einen Impfstoff gefunden zu haben, der bereits metastasierten Frauen ein langes Leben beschert hat. Das Institut selbst befindet sich in Seattle, USA, und geht von einer Genehmigung des Impfstoffes innerhalb der nächsten fünf Jahre aus. Wir können einfach froh sein, im Jahre 2023 zu leben.

Erwarte bitte auch kein Seitenmonster. Das ist nicht Sinn der Sache und würde dir zu viel Zeit stehlen, bevor du effektiv an deiner Genesung arbeiten kannst. Ziel ist es, dir innerhalb von maximal 200 Seiten erstmal alles Notwendige für deinen Erstangriff beizubringen. An diesem Buch arbeite ich unter Hochdruck, da ich fest davon überzeugt bin, dass die Maßnahmen, die ich dir hier erkläre, deine Genesung positiv beeinflussen können. Und wenn eines in unserem Leben kostbar ist, dann ist es Zeit.

Stell dir vor, du springst aus einem Flugzeug mit einem Fallschirm und dein erster Fallschirm verheddert sich. Wenn du zu viel Zeit damit verbringst, am verhedderten Fallschirm zu verharren, dann wirst du den Zeitpunkt verpassen, diesen abzuschneiden und den zweiten, letzten Fallschirm zu öffnen. Wir müssen also verheddert Gedanken, so schnell wie möglich loslassen, unseren Fallschirm öffnen, um möglichst schnell an deiner Genesung zu arbeiten. Gleichsam haben die meisten Menschen Angst vor diesem zweiten Fallschirm, denn wenn dieser versagt, gibt es keine Hoffnung mehr, aber keine Sorge: Wir arbeiten mit deinem ersten Fallschirm! Und du hast mehr als zwei auf deinem Rücken.

Weiterhin werden einige Kapitel von meiner Frau, Nadine selbst, unterstützt. Ich habe nämlich keine Ahnung von Perücken, möglicher Haut- oder Nagelpflege oder den Nebenwirkungen und das Gefühl nach einer Chemotherapie. Sie wird dir hier sehr gute Praxistipps geben, die ihr durch diese schwere Zeit geholfen haben. Nadinchen, falls du diese Zeilen liest: Denk immer an die Kartoffeln.

Abschließen wird dieses Buch mit persönlichen Geschichten und Erfahrungen zum Thema Brustkrebs, die nicht klassisch in den vorrangig medizinischen Kontext passen. Ich bin mir aber sicher, dass du auch aus den letzten Zeilen viel mitnehmen kannst.

DER FÜHRUNGSKREISLAUF

Vollkommen abstrakter Begriff, nicht wahr? Gemeint ist ein Kreislauf, der es Einsatzleitern ermöglicht, Gefahren zu erkennen, zu bewerten, zu priorisieren, taktische Gegenmaßnahmen zu treffen, diese durchführen zu lassen und nachträglich zu kontrollieren. Nichts anderes wird bei deiner Diagnose angewendet. Mach dir keine Sorgen: Ich werde diesen Kreislauf für dich so darstellen, dass du damit etwas anfangen kannst. Ich möchte nur, dass du verstehst, woher meine Herangehensweise kommt. Sie folgt einer allgemeinen Systematik für individuelle Probleme, die allerdings (fast) immer zum Erfolg führt. Diese ist universell auf alle möglichen Gefahren anwendbar, und meine Erfahrung besagt, dass genau diese Methodik schlussendlich zum Erfolg führt. Gelehrt wird sie selbst am Institut der Feuerwehr in Münster. Also kein Hokus - Pokus, sondern tatsächlicher Inhalt der Ausbildung zum Zugführer (Nein: Damit sind keine Züge gemeint, die auf Schienen fahren). Also fangen wir mal an.

DEINE GEFAHR ERKENNEN

Zum Zeitpunkt der Erstdiagnose im Mai 2023 wurden bei Nadine folgende Befunde festgestellt: Triple-positives, invasives duktales Mammakarzinom links cT2cN0G2M0 mit ER 70% = positiv, PR 30% = positiv, HER2neu Score 3 = positiv und Ki67 25% proliferative Aktivität. Warum ich diese Fachbegriffe jetzt direkt präsentiere? Du merkst selbst, dass dieses „Fachchinesisch" erstmal verstanden werden muss, um überhaupt die akute Gefahr zu erfassen. Und genau dieses Fachwissen möchte ich dir im ersten Teil dieses Buches vermitteln – leicht verständlich, damit du die richtigen Schlüsse ziehen kannst. Ich kann es sicher nicht so detailliert und präzise darlegen wie ein Arzt, aber darum geht es nicht.

Vielmehr geht es darum, die richtige Detailtiefe zu treffen, um dir schnellstmöglich zu helfen.

Ich muss dir nicht sagen, was bisher geschehen ist: Ultraschall, Mammographie und normalerweise eine Biopsie. Deutlich gesagt: Ich bin kein Arzt, aber ich stütze mich in diesem Buch auf Studien, Statistiken, persönliche Erfahrungen und medizinisches Grundwissen, das ich als Rettungssanitäter und „organisatorischer Leiter Rettungsdienst" erlangt habe. Statistisch gesehen wirst du im Jahr 2023 zu 91% bis 99% fünf Jahre überleben. Du magst dich vielleicht wundern, warum diese fünf Jahre relevant sind: Nach dieser Zeitspanne wird ein Krebspatient als geheilt betrachtet. Natürlich kann auch nach vielen Jahren ein sogenanntes Rezidiv auftreten, doch heutzutage wird diese Gefahr durch die klassische Medizin sehr gut behandelt. Aktuelle Statistiken zu Patienten, die im Jahr 2023 diagnostiziert wurden, gibt es noch nicht, da deren Verläufe erst in vielen Jahren ausgewertet werden. Aber es gibt zahlreiche Studien, die die verbesserten Heilungschancen bei Brustkrebs dokumentieren. Eine von acht Frauen erkrankt an dieser Krankheit, so wie es bei dir der Fall ist. Doch beachte: Statistik ist Statistik ist Statistik. Sie repräsentiert nicht deine Person, nicht deinen Willen zur Genesung.

Unser Onkologe sagte uns einst: „Ich kenne Menschen, die sehr gute Prognosen hatten und gestorben sind, aber auch solche, die jeder Arzt aufgegeben hatte und heute noch gesund sind." Ein anderer Arzt hat eine Patientin im metastasierten Stadium vollständig geheilt. Wenn dir diese Statistiken helfen, dann lies sie, aber ich möchte betonen, dass niemand deinen individuellen Weg vorhersagen kann! Denk an mein Vorwort: Du schaffst das! Du bist keine Statistik, sondern du bist du — eine individuelle Person mit einer eigenen Herangehensweise. Doch eines möchte ich betonen: Im BMJ (einer Webseite mit medizinischen Studien) wurde eine Studie veröffentlicht, die die Sterblichkeit von Brustkrebs in Abhängigkeit vom Diagnosezeitpunkt analysiert hat. Dabei zeigte sich, dass die Sterblichkeitsrate innerhalb von 5 Jahren nach einer Diagnose im Jahr 1990 im Durchschnitt bei 14% lag. Bei Diagnosen im Jahr 2010 lag sie bei 5%. Das bedeutet, die Sterblichkeitsrate von deiner Erkrankung hat sich innerhalb von 20 Jahren um das Dreifache verringert. Und ich bin mir sicher: 2023 stehen wir noch viel besser da. Das sind doch großartige Neuigkeiten! Wenn du dein persönliches Risiko statistisch bewerten möchtest, empfehle ich dir die Seite „Predict Breast Cancer". Dort kannst du deine Daten eingeben, um eine Wahrscheinlichkeit deiner Genesung zu erhalten.

Hast du bereits deine Biopsie-Ergebnisse? Ich erinnere mich noch daran, wie wir ein ganzes Wochenende darauf gewartet haben. Und dann kamen sie erst am Dienstag. Ich weiß noch, wie sehr mich diese Situation gequält hat und wie machtlos ich mich fühlte, weil ich keine Ahnung hatte, was uns erwartet und welche Diagnose uns die Ärzte geben würden. Für diese Zeit kann ich dir nur einen Rat geben: Wenn du weinen möchtest dann weine. Lass deine Gefühle zu und versuche dennoch stark zu bleiben. Lass dich nicht zurückziehen, sondern halte den Kopf hoch und versuche, diese Zeit bestmöglich zu überstehen. Wir sind viel nach draußen gegangen und haben versucht, uns abzulenken. Am Ende des Tages musst du deinen eigenen Weg finden, mit dieser Ungewissheit für ein paar Tage zu leben. Irgendwann wirst du einen Ausdruck erhalten, der die wichtigsten Informationen enthält, um deine Gefahr zu erkennen. Hier beziehe ich mich nur auf invasive Tumore. „In-situ"-Brustkrebs wird hier nicht behandelt, da dieser sehr gut behandelbar ist und im Moment keine akute Gefahr darstellt. Also schnapp dir deine Unterlagen und lass uns verstehen, welchen Feind wir bekämpfen müssen.

Falls du dein Ärzteteam noch nicht zusammengestellt hast, achte darauf, dich an ein zertifiziertes Brustzentrum zu wenden. Diese sind absolute Spezialisten auf ihrem Gebiet. Bitte lasse dich nicht von einem Allround-Krankenhaus behandeln, das neben Schönheits-OPs auch Brustkrebs behandelt. Ich will nicht die Kompetenz dieser Menschen in Frage stellen, aber ich vergleiche es mit dem Einsatz bei chemischen Gefahren: Ich ziehe eine Werkfeuerwehr, die täglich mit solchen Situationen umgeht, einer Berufsfeuerwehr vor, die sich auf Brandeinsätze spezialisiert hat.

Wir haben uns damals viele Bewertungen in unserem Umfeld angesehen und uns schließlich für das Brustzentrum in Düsseldorf-Gerresheim entschieden. Dort triffst du Ärzte, die seit Jahrzehnten nichts anderes machen als Brustkrebs zu behandeln. Sie haben viele persönliche Erfahrungen, von denen du profitieren kannst, sowie einen unglaublichen Wissensschatz, der dir sehr hilfreich sein wird.

TNMG KLASSIFIKATION

Standardisierte Klassifikationen dienen dazu, einheitliche und leitliniengerechte Behandlungen zu ermöglichen. In der Behandlung von Brustkrebs wurde hierfür die TNMG-Klassifikation eingeführt, die oft auch als TNM-System bekannt ist. Das zusätzliche „G" erlaubt es, auch dein Grading darzustellen.

Das „T" steht für die Größe deines Tumors. Größere Tumore weisen oft auf ungünstigere Umstände hin, aber mach dir keine Sorgen: Die Heilungschancen sind in der Regel weiterhin gut. T1 bedeutet, dass der Tumor maximal 20mm groß ist. T2 steht für 20–50mm, T3 für über 50mm und T4 für einen Tumor, der bereits über das Brustgewebe hinausgewachsen ist (in die Brustwand oder die Haut). Bei meiner Frau war die Größe unklar – je nach Ultraschallwinkel wurde eine Größe zwischen 18–28mm angegeben. Das Bild war nicht eindeutig, da sie eine hohe Gewebsdichte in der Brust hatte, wie es für junge Patienten üblich ist. Fakt war nur: Der Tumor war noch relativ klein. Es ist eine schlimme, lebensbedrohliche Situation, aber bedenke, dass es jeden Tag Menschen mit weit schlechteren Ausgangssituationen gibt. Oft ist es kaum möglich, einen Tumor kleiner als 20mm zu ertasten. Beachte jedoch, dass die Größenangabe nicht immer eindeutig ist. Im Ultraschall ist es bei invasivem Brustkrebs oft schwer, zwischen Tumorgewebe und gesundem Gewebe zu unterscheiden. Im Gegensatz dazu sind Zysten klar abgegrenzt und erscheinen als abgegrenzte „Bällchen" im Ultraschall. Invasive Tumore erscheinen eher als „dunkle Wolken". Wie passend, nicht wahr? Ich erinnere mich an die Ultraschalluntersuchung, als die Ärztin das Bild eingefroren hat: Aufgrund meiner Vorerfahrung als Rettungssanitäter wusste ich sofort, worum es ging – kein klar abgegrenztes Bild, stattdessen ein dunkler, unscharfer Schatten, der nie etwas Gutes bedeutet. Und genau das hat sich bewahrheitet.

Der Buchstabe „N" bezieht sich auf einen möglichen Befall von Lymphknoten. Auch hier gilt: Je mehr Lymphknoten betroffen sind, desto schlechter. Lymphknoten sind Verbindungen, über die sich Tumorzellen ausbreiten können (neben dem Blut selbst). Eine mögliche Lymphknotenbeteiligung kann gut im Ultraschall erkannt werden – der Arzt teilt dir mit, ob und wie stark diese betroffen sind. Wenn du selbst kleine „Bällchen" im Achselbereich tasten kannst, deutet dies auf geschwollene Lymphknoten hin. Lymphknoten filtern Gewebswasser (Lymphe), bevor es zurück in den Blutkreislauf gelangt. Das erklärt auch, warum sie oft zuerst betroffen sind: Sie sind das Bindeglied zwischen bösartigem Gewebe und dem Blutkreislauf. „N0" bedeutet, dass keine Lymphknoten betroffen sind (Glück gehabt!), „N1" steht für den Befall umliegender Lymphknoten (meist in den Achseln), „N2" beschreibt den Befall umliegender Lymphknoten mit Verklebung oder Absiedlungen entlang der inneren Brustarterie. Bei der Operation werden in der Regel die sogenannten „Wächter" (Sentinel) Lymphknoten entfernt, um zu prüfen, ob sie befallen sind. Es können auch mehrere Wächter sein, abhängig von der Position des Tumors. Generell sind es die Lymphknoten, die am nächsten zum betroffenen Gewebe liegen. Aber bis zu diesem Punkt hast du bereits viel durchgemacht. „N3" bedeutet, dass bereits Lymphknoten der oberen Achseln oder oberhalb des Schüsselbeins betroffen sind. Kurz gesagt: Je weniger Lymphknoten betroffen sind, desto geringer ist die Wahrscheinlichkeit von entfernten Metastasen. Was sind Metastasen? Im Wesentlichen sind es Krebszellen, die über Lymph- und Blutbahnen in andere Organe oder Knochen gelangen und zu sekundären Tumoren führen können. Wenn Metastasen vorhanden sind, spricht man von „Stadium 4 Brustkrebs". Denke jedoch daran, was ich bereits erwähnt habe: Unser behandelnder Arzt hat auch solchen Patienten bis zur vollständigen Heilung geholfen. Unglaublich, oder? Es gibt solche Fälle. Hierzu kann ich dir das Buch „9 Wege in ein krebsfreies Leben: Wahre Geschichten von geheilten Menschen" von Dr. Kelly A. Turner empfehlen. Es zeigt unglaubliche Geschichten von Radikalremissionen und deren Analyse. Es ist erstaunlich, wie Menschen mit verschiedenen Krebsarten überlebt haben und als geheilt gelten. Früher wurden zahlreiche Lymphknoten operativ entfernt. Heutzutage wird das Vorgehen jedoch deeskaliert, da das Fehlen von Lymphknoten auch zu Lymphödemen führen kann, die möglicherweise die Lebensqualität beeinträchtigen.

Der Buchstabe „M" bezieht sich auf Metastasen, die du bereits kennengelernt hast. Wenn der Tumor bereits in andere Organe oder das Skelett gestreut hat, spricht man von einem „M1" Grad. Die Wahrscheinlichkeit von Fernmetastasen zur Erstdiagnose ist relativ gering. Dies wird durch eine CT und eine Knochenszintigraphie überprüft. Ich erinnere mich an die Zeit des Wartens auf die Ergebnisse – die Ungewissheit war quälend. Metastasen bei Brustkrebs finden sich oft in Organen wie Leber, Lunge, Gehirn oder innerhalb der Knochen. Im wahrscheinlichsten Fall steht auf deinem Arztbrief: „M0", was bedeutet, dass keine Anzeichen von Metastasen vorhanden sind. Das eigentliche Mammakarzinom selbst ist selten die direkte Todesursache. Meist sind Metastasen in anderen Organen dafür verantwortlich.

Invasiver Brustkrebs wird graduiert, um zu überprüfen, wie stark sich die Tumorzellen von normalen Zellen unterscheiden. Übrigens: Tumorzellen arbeiten anaerob, das bedeutet, sie brauchen keinen Sauerstoff zur Vermehrung. Sie nutzen stattdessen Glucose (Zucker). Hier siehst du bereits eine Gefahr: Wenn du möchtest, dass deine Tumorzellen nicht gefüttert werden, musst du deine Zuckeraufnahme drastisch reduzieren, ohne dabei deine normalen Zellen zu schädigen. Gummibärchen, Zuckerwatte, Weizenbrot und andere Süßigkeiten? Trenne dich sofort davon. Ich bin da klar: Das wird deine Genesung nicht fördern. Suche nach Alternativen. Im Verlauf des Buches werde ich Tipps geben, wie wir dieses Problem angegangen sind. Meine Frau liebt Eis, und wir mussten eine Alternative finden. Aber wie gesagt: Die Ernährung wird in einem eigenen Kapitel behandelt, da sie einer der größten Faktoren für deine Genesung ist.

Zurück zum Grading: Dein Tumor wird als GX, GI, G2 oder G3 klassifiziert. „GX" bedeutet, dass das Grading nicht bestimmt werden konnte. „GI" steht für einen eher mäßig abweichenden Tumor, der langsam wächst. „G2" beschreibt ebenfalls einen eher mäßig abweichenden Tumor, der jedoch schneller wächst. „G3" bedeutet, dass die Tumorzellen stark verändert sind und der Tumor schnell wächst. Du siehst: Je höher das Grading, desto ungünstiger. Dennoch, vergiss nicht: Statistik ist Statistik ist Statistik. Konzentriere dich nicht zu sehr auf das Grading — es wird dir jetzt nicht direkt helfen und gibt nur einen groben Hinweis darauf, wie sehr sich die Zellen von den Ursprungszellen unterscheiden.

Betrachte deine Klassifikation und verstehe, was das für dich bedeutet. Wenn deine Lymphknoten frei sind und keine Metastasen festgestellt wurden: Glückwunsch! Jemand scheint über dich zu wachen. Deine Prognose ist wirklich gut! Falls nicht: Erinnere dich an das Vorwort! Du bist keine Statistik!

BIOPSIE ERGEBNISSE

Viel wichtiger ist: Was sagt deine Biopsie aus? Um es kurz zu erklären: Die Biopsie überprüft den Hormonrezeptorstatus, das Grading, die HER2-Ausprägung, den Ki67-Proliferationsmarker usw. Jede dieser Informationen führt zu einer anderen medizinischen Herangehensweise für deine Genesung. Ebenso wichtig sind Informationen zur Vaskularisation und zum E-Cadherin. Ich werde dir zunächst alles in verständlicher Form erklären, da hier wieder viele Fachbegriffe auf dich zukommen.

Falls du deine Biopsie noch nicht durchführen lassen hast, kenne ich vermutlich den Grund: Entweder hast du noch keinen Termin bekommen oder du fürchtest, dass durch das Einstechen in den Tumor Krebszellen in deinem Körper verteilt werden könnten. Hierbei hast du grundsätzlich Recht. Es gibt Fälle, in denen Krebszellen durch die Beschädigung des Tumorgewebes im Körper verteilt wurden. Allerdings ist dieser ungewollte Effekt bei Brustkrebs äußerst selten. Das Problem dabei ist, dass du ohne die Biopsie keine pathologischen Ergebnisse zu deinem Brustkrebs erhalten wirst. Ich kann dir nicht sagen, was für dich richtig oder falsch ist, und ich werde dich niemals verurteilen. Aber: Wenn du deinen Feind nicht kennst, wirst du ihn nicht besiegen können. Die Konsequenz daraus könnte sein, dass du möglicherweise mit Kanonen auf Spatzen schießt oder zu den falschen Waffen greifst. Und jetzt stellt sich wie immer die Frage: Welches ist das kleinere Übel von beiden Möglichkeiten? Wir haben uns für eine Biopsie entschieden, um möglichst schnell ein Ergebnis zu haben. Mit diesem Ergebnis wurde festgestellt, dass Nadine am besten von einer sogenannten zielgerichteten Therapie profitieren und dabei gleichzeitig am wenigsten Schaden in ihrem Körper anrichten wird. Aber wie gesagt: Es ist dein Körper und deine Entscheidung. Vertraue auf dein Bauchgefühl.

Hormonrezeptorstatus

Östrogen und Progesteron werden überprüft, um den Hormonrezeptorstatus zu bestimmen. Dieser Status wird anhand eines sogenannten IRS (Immune Reactive Score) klassifiziert, der von 0 bis 12 reicht. Ab einem Score von 2 gilt der Tumor als hormonrezeptorpositiv. Wenn du einen östrogenpositiven Tumor hast, gibt es wirksame Therapien, um Östrogen zu blockieren. Das bedeutet möglicherweise, dass du in eine künstliche Menopause versetzt wirst, indem Östrogen in deinem Körper blockiert wird - falls du nicht ohnehin schon in den Wechseljahren bist. Meine Frau war in dieser Situation. Natürlich führen Wechseljahre in jungen Jahren zu anderen Problemen wie Hitzewallungen und Libidoverlust, aber diese Nebenwirkungen lassen sich bewältigen und sind momentan nicht dein Hauptanliegen. Jetzt geht es vor allem um deine langfristige Gesundheit. Falls du nicht vertraut bist mit Östrogen: Es ist dein primäres Sexualhormon, das in den Eierstöcken produziert wird. Es unterstützt die Reifung der Eizellen und die Möglichkeit einer Schwangerschaft. Progesteron ist ebenfalls ein Sexualhormon und dient grob gesagt dazu, eine mögliche Schwangerschaft aufrechtzuerhalten.

Nimmst du noch die Pille? Unser Gynäkologe empfahl sofortiges Absetzen. Denke auch darüber nach, ob du deine Eizellen einfrieren möchtest oder dein Eierstockgewebe (wenn deine Familienplanung noch nicht abgeschlossen ist). Beim Einfrieren von Eizellen wird zuvor Östrogen verabreicht, um die Eizellproduktion anzuregen. Ein Arzt in der Kinderwunschklinik sagte: „Manche Onkologen tun so, als wäre man fast tot, aber das Einfrieren von Eizellen ist durchaus möglich." Ich fand diese Aussage zunächst unpassend und auch meine Frau entschied sich dagegen, Östrogen in ihren Körper zu pumpen, während ein bösartiger Tumor vorhanden war. Ich puste schließlich auch keinen Sauerstoff in einen brennenden Raum. Wenn es für dich eine Option ist, dann zieh es in Betracht. Wir haben uns für das Einfrieren von Eierstockgewebe entschieden, was eine Alternative ist, über die du nachdenken solltest. Die Operation dauerte nur 3 Stunden, und Nadine fühlte sich danach gut. Das Gewebe wurde eingefroren und kann bei Bedarf wiedereingesetzt werden, um die Funktion der Eierstöcke zu unterstützen. Wichtig zu wissen ist: Wenn du Trägerin eines BRCA1- oder BRCA2-Gendefekts bist, besteht ein erhöhtes Risiko für Eierstock- und Brustkrebs. Wenn du das Gewebe zurückimplantierst, ist es schwer vorherzusagen, ob du damit wieder malignes Gewebe einfügst.

Bei einem Gendefekt gibt es oft eine spezielle Therapie für dich. Erinnerst du dich an Angelina Jolie? Sie trägt ebenfalls den BRCA-Gendefekt und ließ prophylaktisch beide Brüste entfernen.

„Maligne" bedeutet, dass es sich um bösartiges Tumorgewebe handelt. Mein Rat: Vertraue deinem Bauchgefühl, hole dir verschiedene ärztliche Meinungen ein - denn die Ansichten können je nach Fachrichtung variieren. Es gibt keinen absolut richtigen Weg. Ich kann dir nur erzählen, wofür wir uns entschieden haben. Kläre auch im Voraus die Kostenfrage mit deiner Versicherung. Die Konservierung von Eierstockgewebe ist noch nicht vollständig anerkannt und kann von Versicherungen abgelehnt werden. Ein direkter Anruf kann oft zu einem persönlichen Gespräch mit den verantwortlichen Personen führen.

Wichtig ist: Ein positiver Hormonstatus bietet der Schulmedizin eine gute Grundlage, um Tumorzellen anzugreifen oder zu behandeln. Oft wird dieser Status in

Prozent angegeben. Je höher der Prozentsatz, desto eher können Maßnahmen wie die Blockade von Östrogen hilfreich sein.

HER2 Status

HER2 - einst ein Schreckgespenst, das vielen Menschen das Leben gekostet hat, hat seit dem Jahr 2000 massiv an Gefährlichkeit verloren. Früher galt diese Unterart von Brustkrebs als hoch aggressiv mit einer hohen Wahrscheinlichkeit für Rückfälle oder Metastasen. Warum das Jahr 2000? Ganz einfach: In diesem Jahr wurde in der Europäischen Union das Medikament „Trastuzumab" (auch „Herceptin" genannt) für Patienten mit metastasiertem Brustkrebs zugelassen. Heute ist es eine leitliniengerechte Standardbehandlung (nicht nur bei metastasiertem Brustkrebs).

Lass uns zurückkehren und den Ursprung einer HER2-Überexpression grundlegend betrachten. Was genau bedeutet das? HER2-Rezeptoren sind im Wesentlichen Bindungsstellen für Wachstumsfaktoren, die Krebszellen zur Teilung anregen. Das bedeutet, die Aggressivität bleibt bestehen, aber das Gute ist, dass es heutzutage viele Medikamente gibt, die sich genau an diese Rezeptoren binden und die Tumorzellen angreifen. Dies kann dazu führen, dass der Tumor effektiv behandelt und gezielt therapiert wird. Wie du vielleicht gesehen hast, hatte Nadine genau diesen Subtyp. Wenn dein Tumor Hormonrezeptor-positiv ist und zusätzlich eine HER2-Überexpression aufweist, bietet das weitere Angriffspunkte für deine Ärzte. Die Überexpression wird in einen Score von 0 bis 3+ eingeteilt. Bis Ende 2022 galt von 0 bis 1+ als HER2-negativ. Heute ändert sich hier vieles. Ein Score von 2+ ist ein unklarer Befund, der durch einen zusätzlichen FISH-Test überprüft werden muss. Schließlich deutet ein Score von 3+ auf eine Überexpression hin, und dein Karzinom gilt als HER2-positiver Tumor.

Was unterscheidet also den HER2-Tumor von anderen Brustkrebsarten? Kurz und knapp: die Therapieform. Hier wird meist neoadjuvant (vor der eigentlichen Operation) eine Chemo- und Antikörpertherapie durchgeführt, um den Tumor zu verkleinern. Ziel ist es, bei der Operation eine komplette Remission zu erreichen, bei der keine Tumorzellen mehr nachweisbar sind. Dann entspricht die Lebenserwartung eines geheilten Krebspatienten fast der eines „normalen" Menschen. Neben den herkömmlichen Chemotherapien (meist eine erste umfassende Chemotherapie zur Zerstörung möglicher Mikrometastasen) werden auch zielgerichtete Therapieformen verwendet, wie die Medikamente Trastuzumab und Pertuzumab. Dein Arzt kann dir alles im Detail erklären und genau festlegen, welche Therapien für dich geeignet sind. Es ist wichtig zu betonen: Obwohl wir viele Maßnahmen ergriffen haben, sind wir absolut von der klassischen Schulmedizin überzeugt. Sie ist eine der Säulen, die dir bei der Genesung helfen wird, auch wenn die Nebenwirkungen herausfordernd sein können.

Wenn du also einen HER2-Tumor hast: Vermeide Dr. Google. Die Heilungschancen haben sich in den letzten Jahren enorm verbessert! Unser Arzt sagte uns: „Auch wenn man es nicht sagen darf: Gott sei Dank sind Sie HER2-positiv."

Triple negativer Brustkrebs

Als Triple-negativ wird ein Tumor bezeichnet, der weder Östrogen, Progesteron noch HER2 positiv ist. Diese Diagnose wird auch als TNBC (Triple-Negative Breast Cancer) bezeichnet. Häufig geht diese Art mit einer schlechteren Prognose einher. Solltest du diese Diagnose bekommen haben, erinnere dich an meine Worte! Du bist keine Statistik, du schaffst das. In den meisten Fällen wird dein Arzt eine systemische Chemotherapie mit chirurgischer Entfernung empfehlen. Wenn dein Tumor während der Chemotherapie weiterwächst, sprich bitte sofort bei der Kontrolluntersuchung mit deinem Arzt darüber, ob eine sofortige Entfernung Sinn machen würde, bevor der Tumor sich weiter ausbreitet. Es ist wichtig anzumerken, dass die Forschung zu triple-negativem Mammakarzinom intensiv betrieben wird. Derzeit nennen wir diesen Tumor noch triple-negativ, weil die Wissenschaft noch keinen positiven Rezeptor identifiziert hat, an dem man ansetzen könnte. Doch ich bin überzeugt, dass wir eines Tages auch die Angst vor diesem Schreckgespenst verlieren werden. Hormonelle Therapien wie Tamoxifen oder Aromatasehemmer werden dir nicht empfohlen, da der passende Rezeptor dafür fehlt. Trotz der Herausforderungen bei der Therapie liegt die Überlebensrate hier bei etwa 80% über fünf Jahre. Spätrezidive sind eher selten. Ein Rezidiv bezeichnet das Wiederauftreten des Tumors. Oft erkranken junge Frauen bestimmter ethnischer Abstammungen an triple-negativem Brustkrebs oder an einem HER2-Subtyp. Doch erinnere dich:

Du. Bist. Keine. Statistik. Du. Wirst. Es. Schaffen.

Ich möchte dir Mut machen: Eine Freundin von Nadine, die sie in der Chemotherapie kennengelernt hat, ist an TNBC erkrankt. Ihr Tumor sprach so gut auf die Chemotherapie an, dass sie eine vollständige Remission erreichte. Nach der Operation waren keine Krebszellen mehr nachweisbar. Es ist möglich, und solche Fälle gibt es! Also, hab Hoffnung. Die Prognose, die die Ärzte dieser Freundin gegeben haben, war äußerst positiv. So positiv, dass sie nicht davon ausgehen, dass sie jemals wieder mit der Erkrankung zu tun haben wird.

Wunder geschehen jeden Tag... wir haben nur verlernt, sie zu sehen.

Ki67 Proliferationsmarker

Der Ki67-Proliferationsmarker wird fortlaufend erforscht, um möglicherweise noch präzisere Prognoseinformationen zu liefern. Dieser Marker bietet eine Einsicht in die Teilungsfreudigkeit der Zellen. Ein niedriger Wert deutet darauf hin, dass die Tumorzellen langsamer wachsen, während ein Wert über 20 Prozent als Hinweis auf aggressives und schnelles Zellwachstum gilt. Ein Wert unter 10 Prozent signalisiert ein langsameres Wachstum. Mit steigendem Ki67-Wert neigt der Tumor eher dazu, sich frühzeitig in angrenzende Lymphknoten auszubreiten und zu wachsen. Eine niedrige Ki67-Aktivität ist vorteilhaft für dich. Denke jedoch daran, dass der Ki67-Marker noch nicht vollständig erforscht ist und die Prognose daher bisher mit Unsicherheiten behaftet ist. Dein Arzt kann weitere Informationen über diesen Marker bereitstellen, doch das Wesentliche habe ich hier bereits zusammengefasst.

E-Cadherin

E-Cadherin kannst du dir als den Klebstoff zwischen einzelnen Zellen vorstellen. Ich möchte nicht zu sehr ins Detail gehen, da ich kein Arzt bin, aber häufig findet man eine E-Cadherin-Negativität bei lobulären Tumoren. Lobuläre Tumore unterscheiden sich von den duktalen Tumoren durch ihren Entstehungsort. Während duktale Tumore die häufigste Art von Brustkrebs sind und in den Milchgängen der Brust entstehen, entwickeln sich lobuläre Tumore in den Drüsen, die für die Milchproduktion verantwortlich sind, auch bekannt als Lobuli. Ein Tumor mit einer Negativität auf E-Cadherin neigt prinzipiell zur Streuung, da die Krebszellen nicht so stark miteinander „verklebt" sind.

E-Cadherin findet sich insbesondere in epithelialem Gewebe, wie zum Beispiel in den Zellen der Brustdrüse. Bei lobulären Tumoren ist es oftmals so, dass diese eine Mutation oder Veränderung im E-Cadherin-Gen aufweisen, so dass die Expression auf der Oberfläche der Tumorzelle verringert ist. Dann spricht man von einer E-Cadherin Negativität. Dieses Protein dient primär dazu, mögliche Prognosen über das Verhalten von Tumorzellen zu stellen, wie ich dir zuvor bereits erklärt hatte. Allerdings muss ich auch erwähnen, dass E-Cadherin im Kontext von Brustkrebs derzeit ein komplexes Forschungsfeld ist, das von Experten intensiv untersucht wird, um die Bedeutung dieses Proteins für die Prognose zu verstehen. Daher halte ich mich bei diesem Thema lieber etwas zurück.

Vaskularisation

Was genau bedeutet „Vaskularisation"? Damit ist gemeint, in welchem Ausmaß sich Blutgefäße im Tumorgewebe befinden. Grundsätzlich gilt: Je mehr Nährstoffe über die Blutbahnen an das Gewebe geliefert werden können, desto schlechter (hohe Vaskularisation). ABER und hier kommt das große ABER: Wenn Nährstoffe gut an das Tumorgewebe gelangen können, können diese Blutbahnen auch herausragend genutzt werden, um Medikamente dorthin zu transportieren. Nadines Tumor war stark durchsetzt mit Blutgefäßen. Zunächst hat mich dieser Umstand sehr besorgt, aber letztendlich war ich überzeugt, dass auch eine Vielzahl der Medikamente ihre Wirkung entfalten würde. Es ist sozusagen ein zweischneidiges Schwert: Frühzeitig erkannt können die Blutgefäße helfen. Sollte der Tumor jedoch bereits seit Jahren in dir sein, ist die Wahrscheinlichkeit von Krebszellen in anderen Organen einfach höher.

Grundsätzlich zielt eine Ernährungsumstellung darauf ab, eine weitere Vaskularisation zu blockieren. Du wirst Nahrungsmittel zu dir nehmen, die die Neubildung zusätzlicher Blutgefäße hemmen. Und die Natur bietet hierfür genau diese Art von Nährstoffen! Dein Arsenal ist also gut bestückt.

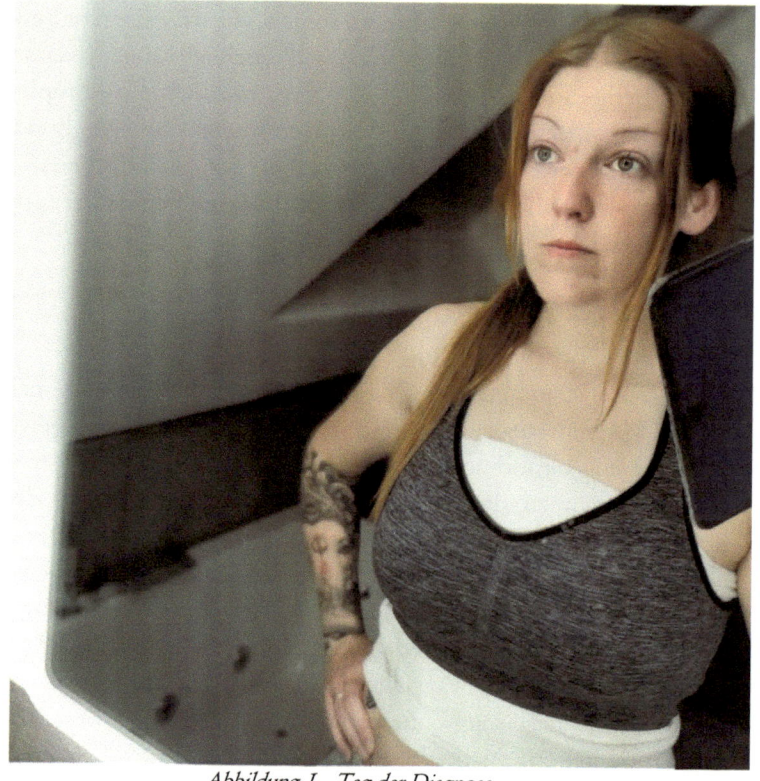

Abbildung I - Tag der Diagnose

DEIN ALTER UND REZIDIVE

Als Nadine diagnostiziert wurde, war sie 34 Jahre alt. Normalerweise denkt man, dass Krebserkrankungen eher ältere Menschen betreffen, doch weit gefehlt: Die Zahlen junger Krebspatienten steigen stetig, aber die tatsächlichen Ursachen bleiben schleierhaft. Statistisch gesehen solltest du im Alter von 20 - 40 Jahren eigentlich nicht mit diesem Thema konfrontiert sein, aber die Realität sieht anders aus. Mammografien zur Früherkennung werden erst ab dem 50. Lebensjahr von Krankenkassen angeboten. Das ist unter anderem ein Grund, warum die Verläufe bei jungen Patienten teilweise schlechter sind als bei älteren Menschen: Die Erkrankung wird später diagnostiziert. Frühzeitig erkannt, geht Brustkrebs mit einer sehr guten Prognose einher. Doch je jünger du bist, desto drastischer sind meist die Methoden der klassischen Medizin, um Rezidive oder Spätmetastasen zu vermeiden. Statistisch gesehen ist die Wahrscheinlichkeit eines Rezidivs in den ersten fünf Jahren am höchsten. Rezidive sind nicht gleichzusetzen mit Metastasen. Nochmal kurz zur Wahrscheinlichkeit: Sie beläuft sich auf etwa 7 - 11%, je nachdem welche Studie du heranziehst. Das sind doch hervorragende Neuigkeiten! Folgende Faktoren spielen dabei, nach jetzigem Wissensstand, die wichtigste Rolle:

- Hormonrezeptorstatus
- Lymphknotenbefall
- pcR Status
- Tumorgröße
- Ausbreitung des Tumors (lokal, regional, fern)

Östrogenpositive Tumore neigen zur Rezidiv-Bildung auch nach vielen Jahren, doch du vergisst dabei einen entscheidenden Vorteil: Diese Tumore bieten Angriffsfläche für Medikamente und andere Ansätze, die ich dir später noch erklären werde.

Je mehr Lymphknoten bei deiner Diagnose befallen sind, desto eher neigen Krebszellen zur Wiederkehr. Inzwischen wird jedoch erstmal nur der Sentinel (Wächter)-Lymphknoten entfernt. Ob weitere Lymphknoten entnommen werden, entscheiden deine Ärzte. Früher wurden ziemlich radikal eine große Anzahl von Knoten innerhalb deiner Axilla (Achsel) entfernt. Heutzutage deeskaliert man an dieser Stelle, da fehlende Lymphknoten zu Lymphödemen führen können, die deine Lebensqualität nachhaltig beeinträchtigen würden. Man rückt immer weiter davon ab, den Patienten chirurgisch zu „zerschnibbeln" und versucht die Therapie selbst zu Deeskalieren.

pcR Status? Ein neues Wort? So ist es. Mit pcR ist gemeint: pathologic complete Response. Auf Deutsch bedeutet dieser Status eine Komplettremission bei operativer Entnahme des Tumorgewebes. Komplettremission bedeutet dabei, dass unter dem Mikroskop keine malignen Zellen mehr nachweisbar waren. Es handelt sich so ziemlich um das ideale Ergebnis bei einer Krebserkrankung mit einer erheblichen Reduktion der Rezidiv-Wahrscheinlichkeit und einer fantastischen Überlebensrate. Wenn eine Komplettremission erreicht wird, geht man inzwischen von einer fast normalen Lebenserwartung aus. Die Wahrscheinlichkeit einer Komplettremission wurde dabei in unzähligen Studien erforscht. Diese Studien sind jedoch je nach Veröffentlichungsjahr immer etwas unterschiedlich. Zudem hängt es stark von deiner Tumorhistologie ab (Rezeptorstatus etc.). Im Jahr 2019 ergab eine Studie („10-year Outcomes of Breast Cancer Patients with Cytologically Confirmed Axillary Lymph Node Metastases and Pathologic Complete Response after Primary Systemic

Chemotherapy" von JAMA Oncol.) folgende Ergebnisse (pcR Status in der Brust und in den Lymphknoten der Achsel):

- HR (Hormonrezeptor)-positiv/HER2-negativ: 7,3%
- HR-positiv/HER2-positiv: 28,8%
- HR-negativ/HER2-negativ: 28,7%
- HR-negativ/HER2-positiv: 40,9%

HER2-positiv Tumore weisen meist eine höhere pcR Rate auf, da sie mit den neuen Medikamenten Trastuzumab und Pertuzumab exzellent behandelbar sind.

Mit einer Komplettremission aus einer Behandlung rauszugehen ist ein Segen. Statistisch nicht ganz so häufig, wie man sich das wünschen würde, aber ich betone es nochmal: Du bist keine Statistik!

Bei der Tumorgröße ist es ebenfalls so, dass je kleiner ein Tumor ist, die Rezidiv-Wahrscheinlichkeit sinkt. Selbiges gilt natürlich für die Streuung der Krebszellen. Es gibt so viele Studien und Statistiken, dass es super schwierig ist, seinen Nutzen aus den Ergebnissen zu ziehen. Natürlich gibt es eine Tendenz für ein Wiederaufkommen der Krebszellen, aber ich möchte dir eine Sache mitgeben: Lies den nächsten Absatz und denke genau über meine Worte nach.

Ich weiß, was du jetzt denkst: „Selbst, wenn ich den Krebs besiegt habe, kann dieser noch Jahre danach zurückkommen." Ja, das kann passieren, muss es aber nicht. Jeden Tag gehst du aus deinem Haus oder deiner Wohnung und hast eine gewisse statistische Wahrscheinlichkeit, von einem Auto überfahren zu werden. Hindert dich das daran, dein Leben zu leben? Na, ich hoffe doch nicht! Unser Arzt sagte uns: „Herr und Frau Mai. Wenn es in Zukunft zu irgendwelchen Problemen kommt, dann kümmern wir uns darum, wenn es soweit ist. Sie lassen sich doch auch nicht den Arm eingipsen, wenn er nicht gebrochen ist." Was er damit ausdrücken will ist: Du kannst natürlich die nächsten zwanzig Jahre damit verbringen, depressiv auf dein Rezidiv zu warten, oder aber du nutzt die Zeit, die der liebe Gott dir geschenkt hat und genießt dein Leben. Wir haben alle kein Ablaufdatum auf der Stirn stehen und hoffen auf das Beste. Doch wie die Statistik besagt: Es sieht gut für dich aus! Also mach Pläne und sieh positiv in deine Zukunft. Jeder Tag, jede Woche, jeder Monat und jedes Jahr ohne Rezidiv verringert die Wahrscheinlichkeit dafür sehr signifikant. Hier spielt die Zeit, ausnahmsweise, für dich. Das heißt jetzt aber bitte nicht, dass du dich fünf Jahre lang hinsetzt und einfach wartest bis die Zeit vorbei ist. Du sollst deine Zeit nutzen!

Was deine Familienplanung betrifft, musst du dich mit den Ärzten unterhalten. Nadine wird auf jeden Fall eine Antihormontherapie erhalten und künstlich, bereits vor Beginn der Chemotherapie, in die Wechseljahre versetzt werden. Hierfür wird Östrogen konsequent blockiert. Ich versuche, unsere Situation zusammenzufassen: Wir werden nach ein paar Jahren Antihormontherapie vermutlich noch eine Chance von 18 Monaten bekommen, um ein Kind zu bekommen. Ob es klappt oder nicht? Das kann uns keiner genau sagen. Wichtig ist für uns erstmal nur ihre Genesung. Eine Heilung ihres Zustandes wäre schon das größte Geschenk, das uns der liebe Gott schenken könnte. Prinzipiell ist es aber so, dass du mehrere Möglichkeiten hast, deine Fruchtbarkeit zu erhalten: Du kannst dich während der Chemo in die Wechseljahre versetzen (ja mit allen Nebenwirkungen) und deine Eierstöcke quasi „deaktivieren", oder aber Eizellen / Eierstockgewebe einfrieren lassen oder eben beides. Ich habe dir ja bereits gesagt, wofür wir uns entschieden haben und empfehle dir dringend, dich mit deinen Ärzten zusammenzusetzen und alle Optionen zu besprechen, ohne einen wirtschaftlichen Hintergrund. Hierfür musst du zu einer Spezialklinik (z.B. die UniKID in Düsseldorf). Nicht jede Klinik bietet das Einfrieren von Eierstockgewebe an, also wirst du vermutlich mehrere Termine machen müssen. Und denk immer an folgendes: Wenn du einen Porsche kaufen willst und zu Mercedes gehst, wird der Mercedes Verkäufer versuchen dich von der eigenen Marke zu überzeugen und dir keinen Porsche am nächsten Werktag auf den Hof stellen.

Gut, somit haben wir erstmal unseren Tumor verstanden und können mit unserer eigentlichen Methodik starten: Der Gefahrenmatrix.

GEFAHRENMATRIX

Jeder Einsatz, sei es bei der Feuerwehr, Polizei oder dem Rettungsdienst, beginnt mit der initialen „Chaosphase". In diesem Stadium liegen nicht genug Erkundungsergebnisse vor, die Maßnahmen sind vorerst nicht zu 100% detailliert, und alles wirkt chaotisch. Die Aufgabe des Einsatzleiters besteht darin, diese Chaosphase so schnell wie möglich zu ordnen und klare Einsatzabschnitte mit Aufträgen zu bilden. Wenn du vor Kurzem deine Diagnose bekommen hast, befindest du dich genau in dieser Chaosphase. Alles ist durcheinander. Du weißt nicht genau, was auf dich zukommt und wovor du dich schützen musst. Aber das Gute ist: Dieses Buch überspringt diese Chaosphase und ermöglicht es dir, ad hoc die richtigen Maßnahmen zu ergreifen, ohne Zeit zu verlieren, indem es deine Gefahren priorisiert und Gegenmaßnahmen aufzählt. Zurück zur Gefahrenmatrix, die uns als Methode dient, um dir zu helfen!

Im Grunde sprechen wir erst von einer Gefahr, wenn folgende drei Punkte erfüllt sind: Ursache, Wirkung und bedrohtes Objekt. Nun beginnt die eigentliche Arbeit: Wir haben unsere Einsatzstelle erkundet und anhand unserer Biopsie unseren Feind offiziell kennengelernt. Nur wer seinen Feind kennt, kann ihn besiegen. Mit diesen Informationen beginnen wir, unsere Gefahren aufzuschreiben und Maßnahmen abzuleiten. Hierfür verwenden wir eine klassische Methode aus dem Feuerwehrwesen: die Gefahrenmatrix. Ich werde sie zuerst erklären und anhand dieser aufzeigen, warum wir mehr als nur eine Gefahr bekämpfen müssen und wie wir letztendlich deine Heilungschancen verbessern werden.

Diese Arbeitsweise wird nicht nur bei der Feuerwehr angewendet. Schauen wir uns an, wie der Rettungsdienst vorgeht, wenn er einen Patienten vor sich hat: Er arbeitet nach

Mustern und Algorithmen. Eines der bekanntesten ist wohl das ABCDE-Schema. Im Wesentlichen überprüft man die Atemwege, die Atmung selbst, das Herz-Kreislauf-System, Nerven (neurologische Defizite) sowie mögliche weitere Einflüsse auf den Körper, auf Probleme. Die Kunst dabei besteht darin, sich nicht auf eine bestimmte Verletzung zu beschränken und andere Dinge nicht zu übersehen. Das kann bei besonders schweren traumatischen Verletzungen passieren: Nehmen wir als Beispiel eine Oberschenkelfraktur mit einem Bein, das irgendwo zwischen Kopf und Brustkorb herumwackelt. An dieser Art von Fraktur ist bis dato noch niemand gestorben. Ein gebrochener Knochen ist ein gebrochener Knochen. Wenn man sich jedoch zu sehr auf diesen unnatürlichen Anblick konzentriert, kann man den Überblick über andere Probleme verlieren, die zum Tod führen können, wie etwa eine abgerissene Arterie im Zuge der Fraktur. Was ich damit sagen will: Natürlich ist dein Tumor zunächst dein Hauptproblem, aber wenn du die anderen Begleiterscheinungen nicht ansprichst oder ignorierst, wirst du deiner eigenen Genesung nicht gerecht. Schulmedizin ist nur eine Komponente. Warum das so ist, schauen wir uns im Verlauf des Buches genauer an. An meine Kollegen der Feuerwehr: Die taktischen Maßnahmen (Angriff, Verteidigung, In Sicherheit bringen, Rückzug) habe ich bewusst ausgelassen, da sie in diesem Fall keinen Mehrwert bieten.

Ursache

Um die Ursache zu ermitteln, denkst du dir jetzt wahrscheinlich: Ja klar, das ist einfach. Es ist mein Tumor. Damit hast du Recht. Wenn wir die Kette zurückverfolgen, führt sie immer zur deiner Krebserkrankung. Allerdings wirst du am Ende erkennen, dass die Krankheit weitere Ursachen erzeugt, die eine Wirkung haben und einen Teil von dir bedrohen. Hier hängt es ganz von der Detailgenauigkeit deiner Betrachtung ab.

Wirkung

Wie wirkt also die Ursache? Wenn wir dein Problem grob betrachten, könnten wir folgenden Ansatz wählen: Die Ursache ist deine Krebserkrankung und die Wirkung davon ist eine lebensbedrohliche Situation für deinen Körper. Das ist auch vollkommen richtig, jedoch versuchen wir uns bei problematischen Situationen immer von einer groben Betrachtung zu einer Verfeinerung vorzuarbeiten. Wir werden spezifischer, um mögliche weitere Konsequenzen zu erkennen und entsprechende Maßnahmen einzuleiten.

Stell dir einfach Folgendes vor: Bei einem Brand eines Wohnhauses könnten wir sagen, dass das Feuer unser Hauptproblem ist und wir es sofort löschen müssen. Das ist nur bedingt richtig, denn was ist, wenn Menschen im Gebäude sind? Dann interessiert uns das Feuer erstmal überhaupt nicht, da diese Menschen sofort gerettet werden müssen. Werden wir jedoch noch genauer: Wie leiten wir das Löschwasser ein und kann dieses möglicherweise die Umwelt kontaminieren? Könnte es zu Verunreinigungen des Grundwassers kommen? In diesem Fall haben wir eine viel tiefere Detailtiefe erreicht.

Bei diesem ersten Vorgehen werden wir nicht komplett ins Detail gehen, aber auch nicht so grob arbeiten, dass wir deine Erkrankung ausschließlich aus der Ferne betrachten. Vertrau mir - bald wirst du verstehen, was ich meine. Ich halte die gewählte Detailtiefe für deinen Erstangriff für genau richtig: Nicht zu grob und nicht zu detailliert.

Bedrohtes Objekt

Das akut bedrohte Objekt bist im Allgemeinen erstmal du. Aber wir werden hier etwas spezifischer: Was genau wird bei dir bedroht:

- Gesundheit
- Immunsystem
- Zellregeneration
- Seelischer Zustand
- etc.

Ich zeige dir anhand eines Beispiels, wie diese Komponenten zusammenwirken. Wie wir damit arbeiten und ich möchte, dass du verstehst, warum ein rein körperlicher Ansatz bei deiner Genesung nicht detailliert genug ist. Gleichzeitig erarbeiten wir Taktiken, um eine Vielzahl der vorliegenden Gefahren zu bekämpfen.

Beispiel: Wohnungsbrand

Anhand einer Tabelle können wir unsere Gefahren sehr strukturiert darstellen. Ich bediene mich dabei des „Taktischen Arbeitsblattes" des Instituts der Feuerwehr des Landes Nordrhein-Westfalen. Klingt alles super kompliziert, aber ich kann dich beruhigen: Es führt immer zum Erfolg und ist viel einfacher, als du es dir gerade vorstellst! Es besteht aus folgenden Informationen: Bedrohtes Objekt/Subjekt, Wirkung, Priorisierung und Maßnahme. Die Ursache packen wir dabei in die Wirkung mit rein.

Vermutlich denkst du: „Mein Gott, was gibt es großartig dazu zu schreiben bei einem einfachen Wohnungsbrand? Wasser drauf und gut ist." Und genau hier liegt der Fehler:

Diese grobe Betrachtungsweise mag vielleicht das eigentliche Problem lösen, aber alle weiteren Gefahren wurden nicht erkannt und nicht adressiert. Und genau das möchte ich bei deiner Erkrankung vermeiden. Ich möchte, dass du alle deine Gefahren erkennst und behandelst. Ich bin fest davon überzeugt, dass wir nur von einer Heilung sprechen können, wenn Körper, Seele und Geist geheilt werden. Alles andere ist die Bekämpfung von Symptomen. Dazu komme ich aber später. Lass uns erstmal mit diesem Beispiel starten.

An alle Feuerwehrangehörigen, die das hier lesen: Ich gehe nicht so ins Detail, wie ihr es gewohnt seid. Wir reden hier von Krebspatienten, nicht von Brandmeistern, also entspannt euch.

Bedrohtes Objekt / Subjekt	Wirkung	Priorität	Maßnahmen
Menschen, Tiere	Ausbreitung (Feuer)	2	Feuer löschen
Menschen, Tiere	Ausbreitung (Atemgifte)	1	Türen schließen, Abluftöffnung schaffen, Atemschutz tragen
Menschen, Tiere	Angstreaktion, Panik	1	Betreuung möglicher Personen
Menschen, Tiere	Elektrizität	3	Elektrizität abschalten
Menschen, Tiere	Chemische Gefahren durch Atemgifte	2	Persönliche Schutzausrüstung tragen
Menschen, Tiere	Explosion (ggf. Gasleitung oder Gasbehälter)	3	Entfernen der Gasbehälter, Messen der Explosionsgrenze

Umwelt	Ausbreitung (kontaminiertes Löschwasser)	4	Minimierter Löschwassereinsatz oder Auffangen selbiges
Usw.			

Ich hoffe, du hast verstanden, worum es mir geht: Ein Problem besteht aus einer Vielzahl von Gefahren. Wenn wir uns nur grob damit befassen, werden wir Gefahren missachten und möglicherweise Menschen, Tiere, Umwelt oder Sachwerte gefährden. Und genau das möchte ich bei dir vermeiden. Aus diesem Grund möchte ich mit dir zusammen deine Gefahren erkennen und Maßnahmen ableiten. Dabei schauen wir uns an, was genau bedroht ist, um eine ganzheitliche Lösung zu ermöglichen. Wenn du also denkst: „Ok, ich bin an Brustkrebs erkrankt, zieh die Chemotherapien durch und dann ist das gut", legst du all deine eigene Verantwortung für deine eigene Gesundheit ab und schiebst diese den Ärzten zu. Das ist weder fair, noch führt es zu einem bestmöglichen Outcome für dich. Diese Betrachtungsweise reicht nicht aus. Und ich möchte, dass du das verstehst: Wenn du dich nur um deinen Körper mit Medikamenten kümmerst, wird die Wahrscheinlichkeit deiner Heilung abgesenkt, da du nicht alle Gefahren behandelst. Natürlich kannst du trotzdem zum Erfolg kommen, aber sind wir mal ehrlich: Es geht um dein Leben! Da ist keine realistisch ergreifbare Maßnahme zu viel verlangt.

Übrigens möchte ich noch etwas mit dir teilen: Während ich diese Zeilen schreibe, hatten wir heute den ersten großen Kontrolltermin nach der ersten „großen" systemischen Chemotherapie von Nadine. Dieser dient der Verringerung von möglichen Gefahren durch Metastasen und soll systemisch im ganzen Körper Mikrometastasen abtöten. Da sie einen HER2-positiven Tumor hat, spricht dieser meist nicht ganz so gut auf diese Therapieform an, um ihn zu verkleinern. Doch was soll ich sagen? Wir haben unsere Gefahrenmatrix angewendet, und der Arzt musste erstmal sehr lange mit dem Ultraschall nach dem Tumorgewebe Ausschau halten. Wo vor 2 Monaten noch ein großer schwarzer 24-mm-Fleck war, war der Doktor sich vollkommen ungewiss, ob dieser kleine schwarze Stab überhaupt noch Tumorgewebe ist. So eine Verbesserung eines HER2-Tumors ist, seiner Aussage nach, sehr, sehr selten. Hier füge ich meinen Text aus unserem Tagebuch ein, da dieser unsere Gefühle aktuell sehr gut widerspiegelt:

„Gestern auf dem Parookaville Festival. Heute bei der ersten großen Kontrolluntersuchung nach der Chemotherapie. Als der Arzt im Brustzentrum den Ultraschallkopf aufgelegt hatte, war ich wieder unfassbar nervös. Er suchte und suchte und sagte uns im nächsten Moment, dass er sowas noch nicht gesehen hat. Der HER2-Tumor, der normalerweise nicht gut auf die erste Chemo anspricht, ist fast komplett verschwunden. Er war sich sogar unsicher, ob der dunkle Fleck noch Tumorgewebe ist. Egal was wir machen, wir sollten weitermachen. Wenn er den allerschlechtesten Fall heranzieht, kann er noch einen dünnen 8-mm-Stab erkennen (der Tumor hatte anfangs 24 mm). Eigentlich verringert die zweite Chemo diesen HER-Tumor. Die erste ist nur da, um mögliche Metastasen zu bekämpfen. Auch hier waren die Lymphknoten vollkommen unauffällig. Er konnte nicht mal eine typische Chemoreaktion erkennen. Normalerweise macht er das nicht, aber er hat uns gesagt, dass er mit sehr hoher Wahrscheinlichkeit von einer Komplettremission ausgeht. Und das sagt er sonst keinem Patienten. Diese Komplettremission würde mit einer normalen Lebenserwartung einhergehen. Am Ende legte er beide Ultraschallbilder der ersten Untersuchung und der heutigen nebeneinander. Es ist unvorstellbar, wie wundervoll das Ergebnis bereits jetzt ist. Wir sind unendlich dankbar, haben

Freudentränen geweint und danken Gott für dieses tolle Ergebnis. Wir werden weiterkämpfen und unser Ziel erreichen. Ich danke allen neuen und alten Menschen, die uns erst kennengelernt haben und die uns seit Jahren kennen, für die viele Liebe und Energie. Ihr habt einen großen Anteil an der Heilung von Nadine. Tatsächlich folgen wir neben der klassischen Medizin vielen anderen Ansätzen. Hierzu verfasse ich aktuell ein Buch, um vielleicht auch anderen Menschen helfen zu können.

In ewiger Dankbarkeit. Der Körper folgt dem Geist."

Ich hoffe, du hast die Methodik im Groben verstanden. Lass uns jetzt spezifischer werden und das Erlernte auf deine Situation anwenden.

DEINE GEFAHRENMATRIX: MAßNAHMEN UND PRIORISIERUNG

GRUNDLEGENDES

Grundlegend bin ich davon überzeugt, dass sowohl Körper als auch Seele und Geist heilen müssen. Alle drei Faktoren müssen gleichermaßen bedacht werden. In unserer heutigen Gesellschaft neigen wir dazu, medizinische Probleme rein mit Medikamenten zu lösen, aber dabei bekämpfen wir nicht das eigentliche Problem, sondern nur die Symptome. Ein simples Beispiel: Ibuprofen. Kennst du das? Ich kenne unzählige Menschen, die bei Schmerzen sofort Ibuprofen nehmen und sich danach als „geheilt" fühlen. Die Wahrheit ist, dass Ibuprofen die Schmerzsignale unterdrückt. Es verhindert das Gefühl des Schmerzes, löst aber nicht die Ursache des Schmerzes. Versteh mich bitte nicht falsch: Medikamente sind eine hervorragende Möglichkeit, Probleme zu behandeln, aber nur, wenn du auch die Ursache angehst. Vor Nadines Krebsdiagnose hatte sie einen Bandscheibenvorfall, und natürlich wurden sofort Spritzen und schmerzlindernde Medikamente verschrieben. Natürlich half das vorübergehend, aber ich habe Nadine sofort gesagt: „Auch wenn du nicht übergewichtig bist, um das Problem dauerhaft zu lösen, helfen nur zwei Dinge: Rückenmuskulatur aufbauen und Gewicht reduzieren." Diesen Rat hat sie befolgt. Seitdem hat sie keine Rückenschmerzen mehr, und nur durch die Gewichtsabnahme von sechs Kilogramm konnte sie ihren Tumor rechtzeitig erkennen. Zufall? Oder doch nicht? Darüber später mehr.

Medikamente sind ein Segen in der Notfallmedizin: Wenn du kurz davor bist, „die Radieschen von unten zu sehen", können Notfallmedikamente dich so stabilisieren, dass du bis zum nächsten Krankenhaus transportiert werden kannst, um dort die entsprechende medizinische Behandlung zu erhalten. Im Feuerwehrwesen gilt ein Patient erst als gerettet, wenn er der richtigen medizinischen Versorgung zugeführt wurde. Rettung bedeutet nicht, eine Person aus einem brennenden Gebäude zu ziehen, nur damit sie auf dem Asphalt an den Folgen ihrer Verletzungen stirbt.

Aber warum erwähne ich die Seele? Kennst du einen Überlebenden einer Krebsbehandlung, der immer negativ auf seine eigene Erkrankung geblickt hat? Nein? Ich auch nicht. Es ist ganz einfach: Wenn du nicht kämpfen willst, dann such dir dein Fleckchen im Feld aus und fang schon mal an zu buddeln. Einen passenden Sarg kannst du dir auch schon aussuchen. Sei mir nicht böse, dass ich das so deutlich sage, aber ich möchte, dass du verstehst: Du wirst das hier nur überleben, wenn du 100% davon überzeugt bist, dass du gesund wirst und wirklich alles gibst! Dein Körper, deine Seele, deine eigene Essenz müssen an einem Strang ziehen, um die Gefahr deiner Erkrankung zu überwinden. Das ist kein Unsinn, sondern kann auch in Studien nachgewiesen werden. Sieh dir z.B. die Studie „Psychological stress and the human immune system: A meta-analytic study of 30 years of inquiry" von Suzanne C. Segerstrom und Gregory E. Miller an. Das Ergebnis besagt, dass chronischer Stress unser Immunsystem negativ beeinflusst und dadurch einen negativen Einfluss auf unsere Zellregeneration hat. Wir werden im Laufe des Buches dieses Problem genau besprechen und mögliche Lösungsstrategien aufzeigen. Wenn du dir also den ganzen Tag einredest, dass du es nicht schaffen wirst, dann hast du das Fundament dafür gelegt, dass du diese schwere Zeit tatsächlich nicht überstehen wirst. Deswegen: Kopf hoch und kämpfe!

Wir bewegen uns sehr schnell in einem eher spirituellen Bereich, wobei der Begriff vollkommen fehlgeleitet ist. Wir arbeiten einfach mit unserem Geist und unserer Seele im Einklang. Egal, ob du gläubig bist oder nicht, ich glaube fest daran, dass unsere Seele eine Form von Energie ist, die unseren Körper irgendwann als äußere Hülle verlässt. Warum ich das glaube? Ganz einfach: Die Physik lehrt uns, dass keine Energie vernichtet werden kann, sondern nur umgewandelt. Also wohin geht all unsere Energie? Denkst du, dass die Prinzipien unserer Physik in unserem Inneren nicht gelten? Für mich ist das pure Wissenschaft, die nicht nur auf die äußere Welt angewendet wird, sondern auch auf uns selbst. Warum ich mich mit Physik beschäftigt habe? Nun, bevor ich bei der Feuerwehr angefangen habe, habe ich Maschinenbau an einer Universität studiert und erfolgreich abgeschlossen (keine Ahnung, wer das für eine gute Idee hielt). Am Ende habe ich meinen „Master of Science" Abschluss gemacht. Man denkt, dass Wissenschaft einen von Spiritualität und Religion distanziert, aber wer alles versteht, wird viel tiefer herangeführt. Die Wahrscheinlichkeit unserer Existenz ist mathematisch so gering, dass es kaum anders möglich ist, als dass irgendetwas oder jemand diese Wahrscheinlichkeit auf irgendeine Art und Weise positiv beeinflusst hat. Ich versuche hier nicht, dich von Religionen oder ähnlichem zu überzeugen, sondern ich möchte dir einfach nur meine Sichtweise vermitteln.

Als dritten und wichtigsten Punkt führe ich den Geist an. Warum halte ich diesen Punkt für so wichtig? Meiner Erfahrung nach folgt der Körper dem Geist und nicht andersherum. Wenn du dich damit beschäftigen willst, empfehle ich dir das Buch „Can't hurt me" von David Goggins. Es beschreibt das Leben eines außergewöhnlichen Mannes, der unter anderem das Auswahlverfahren bei den US Navy Seals erfolgreich bestanden hat. Bei einem Lauf brach sich dieser Mann beide Unterschenkel, klebte sie mit Panzerband zusammen und beendete den Lauf trotz schlimmster Schmerzen. Allein durch seinen Willen des Geistes hat dieser

Mensch seinen Körper über den Punkt des Erträglichen hinausgebracht. Gleichsam möchte ich dir meine Geschichte erzählen: Als ich damals als Ingenieur gearbeitet habe, war ich furchtbar unglücklich in meinem Beruf. Ich wollte unbedingt raus und meinem Leben einen Sinn geben, eine Berufung finden. Hier gab es nichts anderes als die Feuerwehr. Rein von meinem Zustand zu diesem Zeitpunkt hätte ich niemals auf mich gewettet: Ich war zu schwer und unsportlich. Allein der Wille, es zu schaffen, trieb mich dazu, jeden Tag nach der Arbeit 2-3 Stunden ins Fitnessstudio zu gehen. Das ging genau zwei Jahre so, bis ich schließlich 30 Kilogramm dauerhaft abgenommen und das Auswahlverfahren bestanden habe. War es einfach? Überhaupt nicht. Die Zeit war schrecklich. Hat es sich gelohnt? Absolut, es hat mein Leben gerettet. Ohne einen starken Geist wäre dieser Erfolg niemals möglich gewesen. Dann wäre ich immer noch der traurige, verbitterte Kerl, der jeden Tag von 9 bis 17 Uhr in einem Büro sitzt oder mit einem Strick um den Hals am Baum hängt. Der Körper folgt dem Geist.

Wenn du noch nicht genau abschätzen kannst, wo die Grenze zwischen Seele und Geist liegt, dann stelle es dir so vor: Der Geist benötigt Herausforderungen, ein Ziel; er unterstützt deinen Körper durch die Ausschüttung von Hormonen (zum Beispiel Melatonin, wenn du müde bist und schlafen gehen möchtest). Die Seele selbst benötigt Liebe, Entspannung und sollte nicht aus dem Gleichgewicht geraten. Ein Beispiel aus der Zeit mit Nadine: Als der Onkologe ihr mitteilte, dass wir aufgrund der Chemotherapie unseren lang geplanten Kreta-Urlaub nicht antreten konnten, war sie zutiefst betrübt. Jedes Mal, wenn jemand Urlaubsbilder in sozialen Medien teilte, fing sie an zu weinen. Und du musst wissen: Sie ist ein Sonnenschein, eine Frohnatur, wie ich sie noch nie in meinem Leben gesehen habe. Ich bemerkte, dass ihre Seele aus dem Gleichgewicht geraten war. Diesen Zustand galt es zu heilen.

Also habe ich die ersten beiden Zyklen abgewartet, um zu sehen, wie es ihr während der zweiwöchigen Pause ging, und es ging ihr in der zweiten Woche immer sehr gut. Also habe ich spontan einen Kurzurlaub organisiert und sie mit einem privaten Wellness-Tag überrascht. Sie weinte vor Glück und ich spürte, dass ihre Seele wieder in Balance war.

Generell folgt alles in unserer Welt einer Balance. In der Mechanik wird dies als „Equilibrium" bezeichnet. Andere Kulturen haben dafür verschiedene Begriffe wie Yin und Yang, Barong und Rangda usw. Wir sprechen immer von Kräften, die sich gegenseitig aufheben: Tag und Nacht, Gut und Böse, Frieden und Krieg. Alles strebt nach einem Ausgleich, ähnlich den Elektronen in den Schalen eines Atoms. Wie die Summe aller Kräfte immer Null ist, erzeugt eine Reaktion immer eine Gegenreaktion (schau mal nach den Axiomen von Isaac Newton). Und hier ist eine der Aufgaben für deinen Partner, deine Partnerin oder deine nahestehenden Personen: Sie müssen auf deine Balance achten, feinfühlig sein und überprüfen, ob etwas aus dem Gleichgewicht geraten ist, um diesen Zustand wiederherzustellen. Natürlich musst du in Zeiten der Chemotherapie, in denen es dir schlecht geht und du nicht verreisen oder deinen Hobbys nachgehen kannst, diesen Zustand erst einmal ertragen und dich durchkämpfen. Konnte ich dir einen Eindruck von beiden Begriffen vermitteln? Der Geist unterstützt den Körper durch Hormone und Veränderungen auf eher körperlicher Ebene. Die Seele eines Menschen benötigt Zuneigung, Entspannung, Liebe und vieles mehr.

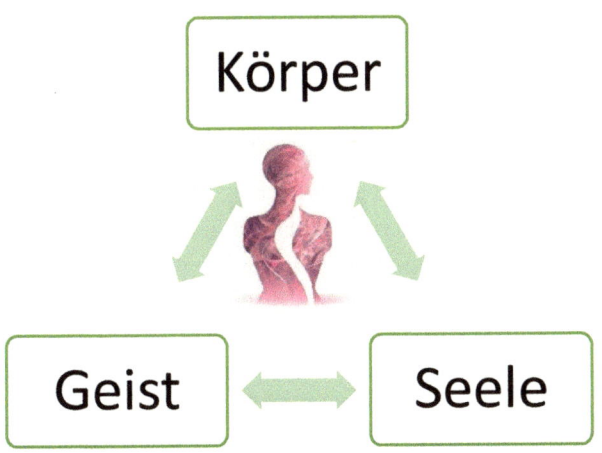

Abbildung 2 - Gegenseitige Abhängigkeiten (Körper, Seele, Geist)

DEINE GEFAHRENMATRIX WÄHREND DER CHEMOTHERAPIE (NEOADJUVANT)

Genug der Vorworte. Lass uns konkret werden, um mit deiner Heilung anzufangen. Ich beziehe mich dabei immer auf Maßnahmen, die wir bei unserer eigenen Geschichte angewendet haben. Selbstverständlich musst du den Inhalt mit deiner eigenen, individuellen Situation abgleichen. Am Ende des Tages hast du die Wahl, was du davon umsetzt und was nicht. Ich gebe dir nur einen Tipp: Wenn du etwas halbherzig machen möchtest, dann lass es direkt bleiben. Deine einzige Chance sind radikale Änderungen in deinen Gewohnheiten. Auch wenn es dir erstmal schwerfällt: Dein eigenes Überleben hängt davon ab. Du hast keine Grippe, sondern du bist an einem Karzinom erkrankt. Möglicherweise die größte Herausforderung, die das Leben dir jemals stellen wird. Sei dir also immer über die Ernsthaftigkeit der Lage im Klaren. Lasse dich aber nicht davon lähmen. Wenn du mit einem großkalibrigen Gewehr vor einer Raubkatze stehst, solltest du nicht in Schockstarre verfallen und dich auffressen lassen, sondern konsequent und mit allen Mitteln, die dir zur Verfügung stehen, vorgehen. Lass uns auch hier tabellarisch strukturiert zusammen vorgehen. Das alles gilt präoperativ, also vor deiner Operation (auch neoadjuvant genannt). Die Fachbegriffe erkläre ich dir im Laufe dieses Kapitels:

Bedrohtes Objekt / Subjekt	Wirkung	Priorität	Maßnahmen
Umliegende, gesunde Zellen	Ausbreitung des Tumors auf gesunde Zellen (Tumorwachstum)	I	Heilung der malignen Zellen durch klassische Medizin und körpereigene Kräfte; Zerstörung der Atmosphäre, in

			der sich Krebszellen ausbreiten können. Entzündungen hemmen und Apoptose unterstützen
Umliegende Lymphknoten und Organe	Ausbreitung durch Metastasen und Mikrometastasen	I	Vermeidung von Mikrometastasen und Zerstörung selbiger durch klassische Medizin
Immunsystem	Schwächung des Immunsystems durch medizinische Maßnahmen und Tumorzellen	2	Stärkung durch Ernährung und Nahrungsergänzungsmittel
Immunsystem	Fehlende Zellregeneration durch permanente Stimulation des Sympathikus	3	Verlassen des Sympathikus hin zum Parasympathikus zur Regeneration des Körpers
Immunsystem	Verringerte Immunzellen durch Stresshormone	3	Selbige Maßnahmen, wie beim Verlassen des Sympathikus
Immunsystem	Verringerte Immunzellen durch Stresshormone (hervorgerufen durch alltägliche Dinge)	3	Aufbau eines sozialen Netzwerkes zur Unterstützung im Alltag oder bei der bevorstehenden Bürokratie

Immunsystem	Verringerte Immunzellen durch Stresshormone (hervorgerufen durch deine Mitmenschen)	3	Soziales Netzwerk oder Kaschierung deiner Symptome
Immunsystem	Verringerte Immunzellen durch mangelnde körperliche Betätigung	3	Kleine, sportliche Betätigungen
Umliegende, gesunde Zellen	Schwächung der gesunden Zellen durch Unterversorgung der Mitochondrien	4	Zuführung von Sauerstoff
Seelenzustand	Dysbalance deiner Seele	5	Herstellung deines inneren Gleichgewichts durch spezifische Maßnahmen
Unklar	Fehlgeleitete Frequenzen deiner Atome	6	Frequenztherapie

Eine Priorisierung fällt hier natürlich schwer, da jede Einzelmaßnahme an sich wichtig ist für deine Genesung. Ich lege dir ans Herz alle möglichen Wirkungen anzugreifen.

PRIORITÄT I: TUMORWACHSTUM UND METASTASEN

Vermutlich überrascht dich die erste Priorität nicht sonderlich. Diese ist es auch, die die klassische Medizin zuerst angreift. Heutige Medikamente ermöglichen es dir, genau an diesen Punkten anzusetzen. Doch zuerst müssen wir grob verstehen, warum Tumorzellen sich teilen und wieso Metastasen überhaupt entstehen können.

Grob erklärt, teilen sich Tumorzellen sehr viel schneller als gesunde Zellen. Prinzipiell hat jeder Mensch diese Zellen in sich. Sollte der Zeitpunkt für Zellen gekommen sein, um abzusterben (programmierter Zelltod), auch Apoptose genannt, werden diese durch unser Immunsystem abtransportiert. Wenn dies jedoch nicht geschieht, entstehen maligne Zellen, die sich unkontrolliert vermehren. Verursacht wird dies durch fehlerhafte Mitochondrien, die nicht mehr in der Lage sind, den Zelltod in Gang zu bringen. Erinnerst du dich an Bio in deiner Schule? Falls nicht, auch nicht schlimm: Mitochondrien sind das Kraftwerk der Zelle. Sie nutzen den Sauerstoff, den wir einatmen, um daraus Energie zu gewinnen. Und jetzt frage ich mich, ob du dir die richtige Frage stellst: Wenn Mitochondrien defekt sind und keinen Sauerstoff mehr aufnehmen können, um Energie zu produzieren: Was nehmen sie dann bei Krebszellen auf? Und genau das ist die richtige Frage. Die Antwort darauf lautet: Zucker. Die defekten Mitochondrien stellen sich um und arbeiten fortan „anaerob" (auch als Warburg-Effekt bekannt), bedeutet ohne Sauerstoff. Stattdessen bauen sie Zucker zu Milchsäure um. Dieser Prozess führt unweigerlich zu einer sauren Umgebung, auch als Azidose bekannt. In diesem Bereich gibt es experimentelle Ansätze genau diesen Säuregehalt zu unterdrücken durch eine alkalische Ernährung, doch dazu kommen wir später. Eine fehlgeleitete Apoptose ist nicht der einzige Grund, warum

Krebszellen überhaupt überleben können. Durch Einflüsse aus der Umgebung kann es dir passieren, dass Gendefekte in der DNA von Zellen entstehen (z.B. durch Chemikalien oder andere sogenannte karzinogene Einflüsse) und so bösartigen Krebs hervorrufen. Dieses „Regelwerk", das deine Zelle nutzt, ist dann nicht mehr so geordnet, wie sie eigentlich sein sollte. Die Zelle radikalisiert sich in gewisser Weise und versucht fortan nur noch sich selbst und seine erzeugten Zellen zu schützen und sich weiter auszubreiten. Es entsteht ein eigenständiges Leben in deinem Körper, das keinen Halt nimmt und versucht umliegendes Gewebe zu infiltrieren. Damit diese Ausbreitung überhaupt möglich ist, braucht es zwei zusätzliche Bedingungen an die Umgebung:

1. Zusätzliche Blutgefäße (erinnere dich, was ich dir unter Vaskularisation erklärt habe)
2. Entzündetes Gewebe in direkter Umgebung: Es entsteht eine Kettenreaktion, die fortan die Krebszellen bei ihrer Ausbreitung unterstützt

Möglicherweise kannst du bereits jetzt die erste eigene Ableitung ziehen, doch dazu kommen wir noch. Ich wollte dir erstmal erklären, was im Groben als Krebszelle bezeichnet wird.

Die schnelle Zellteilung hat jedoch einen großen Vorteil: Wenn wir es schaffen, die Teilung zu reduzieren oder gänzlich zu stoppen, können sich Krebszellen nicht regenerieren und sterben ab. Ich verrate dir auch, wo im Körper sonst noch schnelle Zellteilungen vonstattengehen: Haare, Fingernägel und Schleimhäute (es gibt selbstverständlich noch mehr, doch diese sind in unserem Detaillierungsgrad erstmal die Wichtigsten). Möglicherweise verstehst du jetzt, warum bei einer Chemotherapie dir die Haare ausfallen. Die Gabe von Medikamenten (auch Chemotherapie genannt) führt zu einer

Verzögerung des schnellen Zellwachstums. Die Krebszelle stirbt ab, deine Haare fallen aus (keine Sorge: Du siehst auch mit Glatze toll aus), die Nägel werden brüchig und die Schleimhäute empfindlich. Dein Arzt wird dir sehr genau erklären können, welche Form der Chemotherapie für dich die Richtige ist.

Heutzutage sind diese Therapieformen gut verträglich durch die Gabe von weiteren Medikamenten, um Übelkeit etc. vorzubeugen und ich rate dir dringend dazu: Hör auf den Rat deiner Ärzte und nimm die Medikamente, so wie sie verschrieben sind. Es gibt überhaupt gar keinen Grund, mit dem Mund über einem Eimer zu hocken und die ganze Zeit zu würgen. Stattdessen kannst du mit Tavor ganz einfach schlafen und verpennst quasi deine schlimmste Zeit. Nach dem zweiten Chemozyklus hat Nadine ganze 17 Stunden geschlafen. Allgemein wird Schlaf mit einer deiner besten Freunde werden, da es dir immer wieder passieren wird, dass du einfach müde wirst: Hör auf deinen Körper und gib ihm Ruhe! Übrigens: Bis heute glaubt der Volksmund, dass eine Chemotherapie die heftigste chemische Keule ist, die man dem Körper zuführen kann. Aber wusstest du, dass z.B. Paclitaxel (ein Medikament der Gruppe der Taxane) aus einer Baumrinde gewonnen wird? Jedoch hat man festgestellt, dass man eine große Anzahl dieser Bäume fällen müsste, um das Medikament herzustellen. Also hat man sich für eine teilsynthetische Herstellung entschieden, die vielen Menschen helfen kann. Bricht man alle Herstellungsketten herunter, so wird zwangsläufig jedes Medikament auf die Natur zurückführbar sein. Die Dosis macht das Gift.

Ok gut, wir haben uns also um das Zellwachstum gekümmert und werden diesen mit einer Chemotherapie verlangsamen, so dass die Krebszellen absterben. Dadurch sollte der Tumor selbst wie Schnee im Sommer wegschmelzen.

Doch was machen wir mit einer möglichen Metastasierung? Ich erkläre dir nochmal kurz, was genau Metastasen sind.

Prinzipiell stirbt kein Mensch an einem Brusttumor. Es sind immer Metastasen in Organen, die zum Tode führen. Im Regelfall ist es so, dass am Wahrscheinlichsten Knochen-, Leber-, Lungen-, oder Hirnmetastasen sind. Aus diesem Grunde wurden bei dir ein CT und eine Knochenszintigraphie durchgeführt. Eine mögliche Metastasierung erkennt man anfänglich durch vergrößerte oder auffällige Lymphknoten. Diese werden zuerst durch abwandernde Krebszellen angegriffen. Im Wesentlichen meint man also Krebszellen, die durch die Lymphbahnen oder Blutgefäße in den Körper gelangen und andere Organe angreifen, indem sie Sekundärtumore bilden. Hierfür werden systemische Chemotherapien angewendet. Diese „spülen" prinzipiell den gesamten Körper und versuchen so im gesamten System diese Krebszellen zu zerstören. Aus dem Grunde ist diese große systemische Chemotherapie die Heftigste auf deiner gesamten Reise. Solltest du neoadjuvant behandelt werden z.B. bei einem HER2 Tumor wird dir genau diese Therapieform anfangs durch, im Regelfall, vier Zyklen ans Herz gelegt. Dabei geht es nicht primär darum den Tumor zu verkleinern (zumindest nicht beim HER2-positiven Mammakarzinom), sondern darum mögliche Mikrometastasen zu zerstören. Beim HER2 Subtyp wird anschließend eine zielgerichtete Chemotherapie dafür sorgen, die Krebszellen von innen zu zerstören. Hier beginnt bei diesem Typ die Magie und der Tumor schrumpft wie von alleine. Im Übrigen: Solltest du dich fragen, warum Hirnmetastasen oder Tumore selbst so problematisch sind, dann erkläre ich es dir kurz: Der Mensch verfügt über eine Blut-Hirn-Schranke, die eine Grenze zwischen Blut und Nervensystem zieht. Dadurch können nur bestimmte Stoffe in das Gehirn übertreten, um selbiges vor schädlichen Stoffen zu schützen. Leider gilt das gleichermaßen für eine

Chemotherapie: Die Medikamente kommen nur eingeschränkt im Gehirn an.

Zur Medikamentengabe wird in deinem Körper ein sogenannter „Port" gelegt. Meine Frau hat ihn immer als Freund betrachtet und ihn „Porti" genannt. Eigentlich handelt es sich dabei um eine unkomplizierte Möglichkeit, dir die Medikamente direkt neben das Herz zu injizieren. Dafür wird ein Katheter in deine Herz Vene gelegt, die unter dem Röntgen überprüft wird. Der Port wird oft als eine langfristige Lösung betrachtet, die während der Krebstherapie oder anderen medizinischen Behandlungen den regelmäßigen Zugang zu Venen erleichtert, wodurch wiederholte Einstiche vermieden werden können. Er ist ein treuer Begleiter, der dazu beiträgt, den Behandlungsprozess effizienter und komfortabler zu gestalten. Die Operation selbst wurde bei Nadine damals während der Eierstock Gewebeentnahme durchgeführt. Nach dem ersten Röntgen sah man, dass der Katheter zu tief im Herz lag und zu Problemen führen könnte. Also hat man die Naht ambulant am selben Tag geöffnet und diesen ein Stück herausgezogen. Anschließend solltest du unbedingt an deine Thrombosespritzen denken! Diese werden verabreicht, damit der Port zu keinen Thrombosen führt. Bei Nadine lief alles unkompliziert. Es ist allerdings normal, dass gerade am Anfang Schmerzen innerhalb der Muskulatur entstehen. Dieser Port wird über viele Jahre ein treuer Begleiter sein, der immer an deiner Seite steht, um deinen harten Weg zu unterstützen. Falls du dir Gedanken über Narben machst: Sie erzählen Geschichten und verschönern jeden Menschen. Wer das nicht versteht, soll weiter seine Schönheitsideale bei TikTok suchen, bis er eines Besseren belehrt wird und ebenfalls in der harten Realität aufwacht. Also mach dir darüber keine Gedanken! Lass deinen Körper seine Geschichte erzählen.

Wenn du dich an unsere beiden weiteren Bedingungen erinnerst: Zusätzliche Blutgefäße und entzündetes Gewebe. In den nachfolgenden Kapiteln, wirst du Möglichkeiten antreffen, um auch diese Probleme zu lösen, wie z.B. deine Ernährung. Denn das was du dir in den Mund schiebst, kann dich krank machen, als auch heilen.

Fassen wir also zusammen: Das Tumorwachstum und mögliche Krebszellen innerhalb deiner Lymphbahnen und Blutgefäße werden durch die klassische Medizin in Form einer Chemotherapie (oder mehrerer) verringert bzw. bekämpft. Hör auf deine Ärzte und lass dir bitte von keinem Schamanen aus der Kneipe um die Ecke erzählen, dass zwei Ingwer Tees pro Tag dein Leben retten werden. Zu Ingwer und den ganzen anderen wichtigen Sachen kommen wir allerdings noch, denn sie sind entscheidend an einer anderen Stelle der Gefahrenmatrix.

Ob eine Genesung auch ohne Chemotherapie geht? Ja mit Sicherheit, aber es ist nicht mit Sicherheit gesagt. Wir unterhalten uns immer über Wahrscheinlichkeiten. Solltest du also auf eine Chemotherapie verzichten, wirst du definitiv die Wahrscheinlichkeit deiner Heilung verschlechtern. Sollte das aber der richtige Weg für dich sein, so mache es: Ich werde dir in deine eigene Gesundheit nicht reinsprechen, sondern möchte dir nur Möglichkeiten und Auswirkungen aufzeigen. Du bist am Ende des Tages der Herr über deine Gesundheit und es ist deine Entscheidung. Die Verantwortung liegt bei dir.

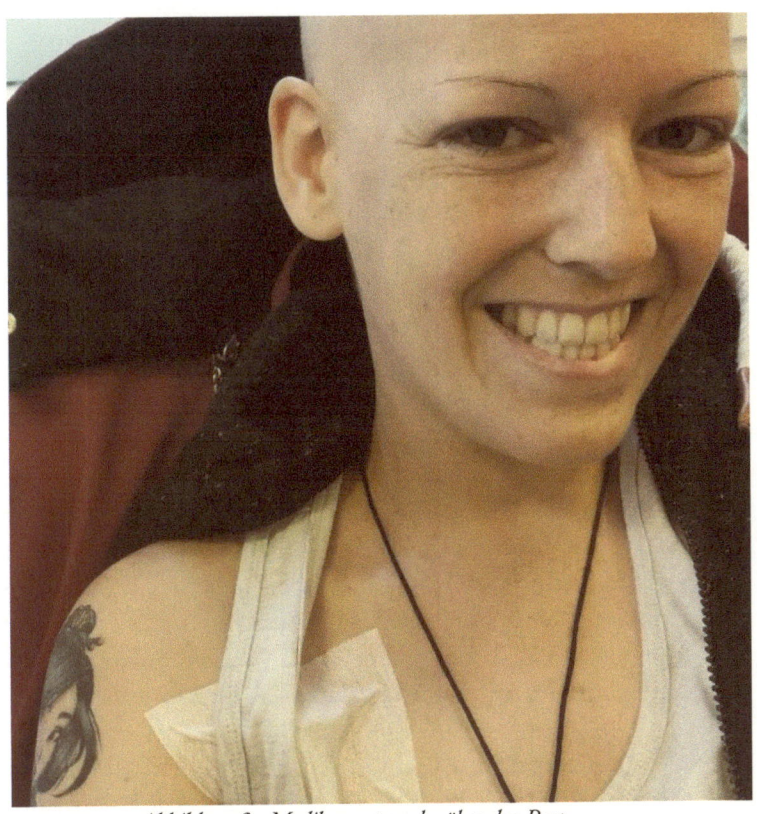

Abbildung 3 - Medikamentengabe über den Port

PRIORITÄT 2: SCHWÄCHUNG DES IMMUNSYSTEMS DURCH DIE CHEMOTHERAPIE

Kommen wir zu einem zentralen Thema, das uns ständig begleiten wird: dein Immunsystem. Doch was genau bedeutet das? Ich versuche es einfach zu erklären: Das Immunsystem schützt deinen Körper vor Krankheitserregern und gefährlichen Zellen. In deinem Fall ist etwas schiefgelaufen: Deine erkrankten Zellen wurden vom Immunsystem nicht beseitigt oder als Bedrohung erkannt. Hier müssen wir ansetzen: Dein Immunsystem braucht jetzt dringend Unterstützung, besonders während der Chemotherapie, wenn es durch viele Medikamente stark geschwächt ist. Daher ist es extrem riskant, sich in diesem Zustand einer Vielzahl von Menschen auszusetzen, da das Infektionsrisiko enorm steigt und im schlimmsten Fall lebensbedrohlich sein kann. Dein Onkologe wird dir zusätzliche Spritzen zur Stärkung des Immunsystems geben, aber auch wir können viel dazu beitragen. Bitte nimm dieses Kapitel daher sehr ernst.

Welchen Einfluss können wir selbst positiv nehmen? Hier liegt das Herz der Problematik: Unsere westliche Ernährung ist katastrophal. Täglich nehmen wir Nahrung zu uns, die unser Immunsystem schwächt und uns anfälliger für Krankheiten macht. Bevor die Krebsdiagnose kam, haben wir bemerkt, wie viele in unserem Umfeld nach der Corona-Pandemie ähnliche Diagnosen erhielten. Es muss einen Grund dafür geben. Es wird angenommen, dass unsere Ernährung, besonders im Westen, einen erheblichen Anteil an den steigenden Zahlen von Krankheitsfällen, auch unter jungen Menschen, hat. Zudem setzen wir junge Mädchen bereits in jungen Jahren hormonellen Einflüssen durch die Pille aus und betrachten Hormontherapien in der Jugend als unproblematisch. Das wirft Fragen auf: Was ist das ethische Gebot dieser Ärzte? Ist das alles richtig? Ich bin kein Arzt, aber die Zahl der Krebserkrankungen steigt stetig. Sicherlich hat auch unser Screening sich verbessert, doch ohne angemessene Vorsorge würden diese Krebstoten immer noch gezählt werden, oder nicht?

Ernährung

Also, wie gehen wir damit um? Denken wir daran, dass sich Krebszellen vor allem durch gestörte Mitochondrien von Zucker ernähren und vermehren. Kennst du den PET-Scan? Dabei wird ein radioaktives Mittel mit Traubenzucker verabreicht, um im CT zu erkennen, wo genau dieser Zucker im Körper verstoffwechselt wird. Diese Herde im CT zeigen meist Krebszellen, die den Zucker zur Zellteilung benötigen. Die Schlussfolgerung ist klar: Kein Zucker! Natürlich funktioniert das bei unserer westlichen Ernährung nicht ganz reibungslos, aber durch bestimmte Maßnahmen kann die Zuckeraufnahme des Körpers deutlich verringert werden. Süßigkeiten und ähnliches sind tabu. Diese Dinge sollten in deinem Leben keinen Platz mehr haben. Doch das ist nicht alles: Vermeide Weizen und ähnliche Produkte. Vergiss Fast-Food-Ketten wie Mc Donalds oder Burger King: Die Nahrung wird so zubereitet, dass sie schnell verarbeitet werden kann, um viele Menschen in kurzer Zeit zu sättigen – obwohl „füttern" wohl eher zutrifft.

Da das Thema sehr komplex ist und du nicht die Zeit hast, 30 Bücher darüber zu lesen, hier sind einige grundlegende Anweisungen, denen du folgen kannst:

Was du essen solltest	
Nahrungsmittel	Warum?
Walnüsse und Mandeln	In Studien wurde nachgewiesen, dass diese Hülsenfrüchte Gene innerhalb des Tumors positiv

	beeinflussen können. Den Effekt von Walnüssen sehen wir uns später nochmal im Detail an, wenn wir über Omega 3 Fettsäuren sprechen.
Obst (insbesondere Himbeeren)	Ich empfehle dir an dieser Stelle das Buch: „Krebszellen mögen keine Himbeeren" von Prof. Dr. med. Richard Béliveau. Es gibt unzählige Studien über die positiven Effekte von Obst auf verschiedene Brustkrebsarten. Prinzipiell gilt: Iss lebende Dinge (Obst und Gemüse) und vermeide totes Essen in Form von Tüten und Dosen. Beeren aller Art verfügen über Moleküle, die Krebszellen aktiv bekämpfen. Egal ob Blaubeeren, Erdbeeren oder Himbeeren: Gewöhn dich an einen leckeren Obstsalat und mach dir die Beeren zu nutze. In dem umfangreichen Buch, das ich dir empfohlen habe, findest du eine genaue Auflistung, wieso und weshalb dir diese Beeren helfen werden. Wir sprechen hier von einer Risikoreduktion für hormonunabhängigen Brustkrebs von 30%! Diese positive Wirkung wird dem hohen Anteil an Ellagsäure zugesprochen. Wie gesagt: Im Detail kannst du alles in dem erwähnten Buche nachlesen, oder aber du vertraust einfach auf meine Worte.
Geflügel und sojafreie Alternativen	Du kannst rotes Fleisch mit Geflügel und Soja freien

	Alternativen ersetzen. Achte auf die Haltungsform und pfeif dir keine Hühner aus Legebatterien rein. Inzwischen bekommst du sogar super Putenhackfleisch, falls du weiterhin deine Bolognese Sauce machen möchtest. Da in unserem Supermarkt jedoch gehacktes Fleisch aus Geflügel nicht immer vorhanden ist, haben wir uns einfach einen Fleischwolf besorgt. Damit zerkleinern wir das Fleisch zu dem gewohnten Hack, wie du ihn vermutlich seit Jahren verwendest. Außerdem hast du die Kontrolle darüber, was genau du dort zerkleinerst. Ich will gar nicht wissen, welche Körperteile vom Rind im Rinderhack nachgewiesen werden können. Ich kann mir kaum vorstellen, dass dieses Produkt nicht aus den qualitativ minderwertigen Teilen der Schlachtung bestehen, denn wenn ich ein zerkratztes Auto verkaufen will, mache ich es am Besten im Regen: So erkennt man keine Kratzer.
Hafer- und Mandelmilch	Funktioniert hervorragend als Ersatzstoff für Kuhmilch. Probiere aus, was dir schmeckt. Du findest die Sachen meist in der vegetarischen oder veganen Ecke deines Supermarktes. Geröstete Mandelmilch selbst haben wir ziemlich schnell wieder zur Seite gestellt, aber Hafermilch war

	unsere Lösung für das Problem. Weiße Mandelmilch schmeckt Nadine ebenfalls sehr gut.
Bio Produkte	Versuch den Anteil an Nährstoffen so hoch wie möglich zu halten. Ich weiß, dass Bio Produkte nicht der Weisheit letzter Schluss sind, aber es geht hier um eine ernsthafte Erkrankung. Was interessieren dich die paar Euro mehr im Supermarkt? Warm ich dir Bio Produkte empfehle ist sehr einfach. Vergleicht man den Anteil an Nährstoffen von damals (1985) zu dem heutigen Gemüse (Messungen aus dem Jahre 2002), so kann man sehr eindrucksvoll nachweisen, dass die Nährstoffe sich um 40 – 80% verringert haben. Als Beispiel: Brokkoli hatte im Jahre 1985 einen Calciumanteil von 103 mg/100g. 2002 sprechen wir von 28 mg/100g. Woran das liegt ist einfach: Die Wachstumsphasen wurden durch unsere industrielle Herstellung stark verkürzt. Das Gemüse ist heutzutage sehr wässrig und nicht mehr so nährstoffreich, wie es früher einmal der Fall war. Aus diesem Grunde finden Nahrungsergänzungsmittel so einen hohen Anklang in unserer heutigen Gesellschaft. Ich will die Zahlen im Jahre 2023 gar nicht wissen. Ich glaube jedenfalls

	nicht, dass gentechnische Veränderungen diesen Umstand verbessern werden.
Kohl, Brokkoli und Gemüse im Allgemeinen	Sie gelten als natürliche Krebszellenkiller. Gerade Brokkoli solltest du nicht gekocht verzehren. Dadurch zerstörst du viele Anteile, die dir effektiv helfen, deine Krebszellen anzugreifen. Kurzes Erwärmen reicht völlig. Ein Dampfgarer kann dir ebenfalls helfen. Allgemein gilt bei Gemüse: Wenn es grün ist, ist es super für dich. Ein weiterer Aspekt ist folgender: Erinnerst du dich, als ich dir gesagt habe, dass die Milchsäure in der Umgebung von Krebszellen zu einer Azidose, also einer sauren Umgebung führen? Gerade Gemüse führen zu basischen Reaktionen im Körper, die dieses saure Milieu umkehren können. Es gibt viele Ansätze zu grünen Smoothies, die genau diese Neutralisierung als Ziel haben. Krebszellen fühlen sich wohl in einer sauren Umgebung. Nimmst du ihnen diese weg, ärgern sie sich gesund. Im Bereich der Nahrungsergänzungsmittel sprechen wir nochmal über alkalische Lebensmittel.
Grüner Tee	Trinke grünen Tee! Es gibt einige Studien zu dem Thema. In China wurde 2019 ein Papier veröffentlicht, in dem das Risiko einer Tumorprogression unter

	den Teetrinkern um 50% reduziert war, im Verhältnis zu denen, die keinen grünen Tee getrunken haben. Der positive Effekt von grünem Tee liegt an Molekülen, die dich bei deiner Genesung unterstützen. Primär verantwortlich dafür ist ein Molekül, das sich EGCG (Epigallocatechingallat) nennt. Es hemmt in Laborversuchen das Wachstum mehrerer Arten von Krebszellen. Dabei verfügt der japanische „Sencha Uchiyama" Tee über den höchsten Anteil von EGCG. Ziehen lassen solltest du den Tee acht bis zehn Minuten, da erst dann diese Moleküle freigesetzt werden. Diese Grüntee Sorte findest du online in einer Vielzahl von Shops. Weitere unterstützende Wirkungen entsprechen denen des Oolong Tee (kommt gleich!).
Oolong Tee	Genauso wie grüner Tee gibt es einige Studien zu Oolong Tee. Irgendwo angesiedelt zwischen grünem- und schwarzem Tee verfügt diese Sorte über antioxidative Wirkung. Antioxidantien helfen dabei Zellen vor oxidativem Stress zu schützen. Antioxidantien verfügen über die Fähigkeit freie Radikale zu bekämpfen und zu neutralisieren. Diese freien Radikale sind instabile Moleküle, die Zellen und Gewebe schädigen

	können. Weiterhin enthält er Polyphenole, die das Wachstum von Krebszellen verhindern- und Zelltodmechanismen in den Krebszellen aktivieren können. Es gibt also mehr als genug Gründe dafür, warum du Oolong Tee ausprobieren solltest. Zusätzlich enthält auch diese Tee Art EGCG Moleküle, die ich dir ja bereits unter grünem Tee erklärt habe.
Ingwer, Kurkuma und Pfeffer	Sie wirken entzündungshemmend und werden vor allem in asiatischen Ländern sehr viel häufiger verwendet, als in der westlichen Ernährung. Kennengelernt habe ich Kurkuma auf Bali. Da wird nahezu jedes Gericht mit Kurkuma gekocht. Die Einheimischen sind überzeugt von der heilenden Wirkung. Das in Kurkuma enthaltene Curcumin kann eine hohe Anzahl von menschlichen Tumorzellen blockieren. Ganz besonders im Falle von Brustkrebs. Sieht man sich die Krebszahlen einmal genauer an und prüft eine Nation, die viel Kurkuma isst, so stellt man fest, dass in Indien die Anzahl von Brustkrebsfällen ungefähr bei 20 / 100.000 Menschen liegt. Im Verhältnis dazu: Großbritannien hat eine Inzidenz von 65 / 100.000 Menschen. Kurz zusammengefasst, führt der Verzehr von Kurkuma und das

	aufgenommene Curcumin zu einem programmierten Zelltod der Krebszellen. Und genau das möchten wir ja erreichen! Du solltest Curcumin übrigens mit Pfeffer einnehmen, da das Piperin die Wirkung von Curcuma potenziert. Der Anteil von nachweisbaren Molekülen in deinem Blutplasma erhöht sich enorm! Auch Ingwer verfügt über antioxidative und entzündungshemmende Eigenschaften. Zusätzlich scheint es so zu sein, dass Gingerole (ein Bestandteil von Ingwer) das Wachstum von Brustkrebs hemmen kann. Hier gibt es bereits wissenschaftliche Studien, jedoch werden diese hemmenden Eigenschaften weiter erforscht mit bisher vielversprechenden Ergebnissen.
Filtriertes Wasser	Wenn du dich, wie wir, von Kraneberger ernährst und dieses mit Kohlenstoff versetzt, empfehle ich den Verbau eines Wasserfilters in der jeweiligen Leitung, von der du das Wasser beziehst. Dieser Aktivkohlefilter soll abermals Schwermetalle, Chlor und andere schädliche Chemikalien entfernen und dir gutes, filtriertes Wasser liefern. Doch nicht nur das: Hormone, wie z.B. Östrogen oder Medikamentenreste im Leitungswasser sind, in geringen

Mengen, nachweisbar (z.B. Diclofenac, das du auch in Voltaren Salbe findest). Fakt ist aber: Östrogen kannst du, sofern dein Tumor hormonrezeptorpositiv ist, in keiner Menge gebrauchen. Wie die Hormone in unser Trinkwasser geraten? Nun das ist einfach: Dein Urin scheidet Hormone genauso aus, wie Medikamentenreste. Diese werden über die Nieren filtriert und gelangen über deinen Urin oder dem Urin aus der Viehzucht in unser Abwasser. Du findest Filteranlagen bei Amazon und kannst sie einfach selbst installieren. Kohlenstoff selbst ist wirklich der Wahnsinn: Es kann gefährliche Chemikalien binden. Falls du das für Hokus - Pokus hältst: Unsere Atemluftfilter bei der Feuerwehr verfügen über eine dicke Aktivkohlefilterschicht, die Chemikalien wie z.B. Ammoniak o.Ä. effektiv filtert. Falls du dich fragst, was genau du filtern sollst: Nun unserem Trinkwasser wird unteranderem Chlor und andere Desinfektionsnebenprodukte zugeführt. Genau diese Produkte möchten wir entfernen, damit du ein Maximum an Qualität genießt. Selbstverständlich kannst du auch Mineralwasser im Supermarkt kaufen. Achte hier aber auf die Quelle. Duisburger

	Hafenwasser wird kaum so viele Mineralien enthalten, wie eine gute Naturquelle im Schwarzwald. Natürlich hängt die Qualität von deinem Kraneberger von dem Ort ab, an dem du lebst.
Champignons	Weiße Champignons verfügen über Aromatasehemmer, die innerhalb der klassischen Medizin bei Brustkrebs ebenfalls zum Einsatz kommen. Gerade bei hormonrezeptorpositivem Brustkrebs helfen diese gegen die Tumorzellen. Aromatase selbst ist ein Enzym, das bei der Produktion von Östrogen benötigt wird. Blockierst du also dieses Enzym, führt das unweigerlich zu einem verringerten Östrogenspiegel in deinem Blut.
Honig und Datteln	Natürliche Süßstoffe kannst du nutzen. Gerade Honig soll in moderatem Ausmaß positive Eigenschaften auf hormonrezeptorpositive Tumore haben. Weiterhin konnte nachgewiesen werden, dass Honig die Wirkung von Chemotherapien verstärkt.
Olivenöl	Von allen Ölsorten wird dir Olivenöl am besten helfen. Vergiss den Rest und nimm Olivenöl! Es verfügt über ein Molekül, das sich Oleocanthal (gehört zur Gruppe der Polyphenole) nennt. Dieses verfügt über

	entzündungshemmende Eigenschaften, ähnlich dem Ibuprofen. Weiterhin verfügt dieses Molekül über die Eigenschaft sehr schnell Krebszellen zu töten. Achte beim Kauf darauf, dass du Olivenöl mit dem Zusatz „vergine" oder „extra vergine" wählst. Diese Öle sind kaltgepresst und beinhalten die Polyphenole der Oliven, die bei zu hohen Temperaturen zerstört werden. Im deutschen Raum steht auf den Flaschen meist die Bezeichnung „nativ" oder „nativ extra / extra nativ". Gemeint ist genau das Gleiche.
Fisch, Leinsamen und Walnüsse	Nicht jeder Fisch ist gut. Wir haben es uns einfach gemacht: Lachs und Forelle. Da es sich hierbei um „fetthaltige" Fische handelt, sollen diese mit ihren Omega 3 und 6 Fettsäuren einen positiven Effekt auf Brustkrebs haben. Gerade das Omega 3 ist stark instabil und sollte durch natürliche Nahrungsmittel zu dir genommen werden. Hierfür kannst du neben Fisch auch Walnüsse und Leinsamen nutzen. Die Wirkung dieser Fettsäuren beläuft sich auf der Drosselung von Entzündungsmolekülen, dem Herbeiführen der Apoptose (programmierter Zelltod) und der Verhinderung einer Produktion von neuen Blutgefäßen. Du findest ebenfalls hochwertige

	Leinsamenöle in Online Shops. Diese können direkt verzehrt werden und liefern dir deine wichtigen Omega 3 Fettsäuren.
Algen und Sushi	Gute Nachrichten für alle Sushi Liebhaber: Davon kannst du so viel essen, wie du möchtest, sofern du keine krebsfördernden Stoffe in den Reis steckst. Allgemein ist die Alge vermutlich das Lebensmittel, das am meisten zwischen westlicher und östlicher Kultur divergiert. Während in Japan jährlich ungefähr 2 kg pro Person verzehrt werden, ist der Konsum in der westlichen Kultur quasi kaum vorhanden. Allgemein haben Japanerinnen die niedrigsten Brustkrebsfälle der Welt und den längsten Menstruationszyklus. Gleichermaßen geht dieser lange Zyklus mit einer Verringerung des Östrogenspiegels im Blut einher. In einem Versuch wurden Tiere mit Algen gefüttert mit dem Ergebnis, dass auch bei diesen Versuchstieren sich der Menstruationszyklus um 37% verlängert hat. In einer weiteren Studie konnte festgestellt werden, dass bei Koreanerinnen, die am meisten Nori – Algen aßen, das Brustkrebsrisiko um 56% reduziert ist. Wahnsinns Ergebnisse. Also: Sushi essen!
Vollkorn	Kaufe Vollkornprodukte (z.B. Nudeln oder Brot): Es hilft dir

	und kann super als Ersatz genutzt werden für Weizennudeln. Du kannst alle schädlichen Bestandteile durch gute Alternativen ersetzen. Beim Brot kannst du auch zu Dinkel greifen. Durch Dinkel und Produkte aus Vollkorn steigt dein Blutzuckerspiegel sehr viel weniger an und wie du bereits weißt, hungerst du damit deine Krebszellen aus.
Cayenne Pfeffer	Ups? Was macht Cayenne Pfeffer denn hier? Es fördert die Blutzirkulation, schließt mögliche Blutungen und hilft nachweislich bei Neuropathien, die während der Chemotherapie auftreten können. Damit meint man Taubheitsgefühle und Kribbeln in den Händen und Füßen, weil bestimmte Medikamente die eigenen Nervenbahnen schädigen können. Schon in der Bibel stand, dass Saat zur Dienstbarkeit des Menschen auf diese Welt gebracht worden ist.
Zitrusfrüchte	Sie können ebenfalls zu basischen Reaktionen im Körper führen, um die saure Umgebung von Krebszellen zu neutralisieren. Weiterhin verfügen sie über eine große Anzahl von Vitamin C und weiterer Moleküle, die dir im Kampf behilflich sein werden.
Kaffee	Kaffee ist ein eher schwieriges Thema. Die Datenlage ist, je nach Studie, etwas diffus. Ich versuche

	dennoch die Essenz der Studien zusammenzufassen: Eine Studie von 2021 besagt, dass das Risiko eines tödlichen Rezidivs unter starken Kaffeetrinkern (~ 3 Tassen pro Tag) um 25% verringert war. Während deiner Chemotherapie solltest du den Kaffeekonsum jedoch reduzieren, da Taxane und andere Medikamente durch die Inhaltsstoffe des Kaffees geschwächt werden. Im Gegensatz dazu steht die Behandlung mit Tamoxifen: Kaffee scheint hier eine verstärkende Wirkung zu haben.
Schokolade	Na bitte – kommen wir mal zu den interessanten Dingen. Eine Einschränkung besteht jedoch: Dunkle Schokolade mit einem Kakaoanteil von mindestens 70%. Die typische Süße wirst du also nicht erreichen, doch den hohen Kakaoanteil benötigst du. Insgesamt ist hier die Studienlage, wie bei Kaffee unklar. Allgemein scheinen maximal 50g pro Tag keinen negativen Einfluss zu haben. In einer Studie konnte nachgewiesen werden, dass genau diese dunkle Schokolade die Proliferation von Brustkrebszellen verringert. Bei hormonrezeptorpositiven Tumoren (Östrogen und Progesteron) führten diese Studien sogar dazu, dass

	Krebszellen aktiv abgetötet worden sind. Sei also vorsichtig, beschränk deinen Konsum, aber wenn du Lust auf etwas Süßes hast, dann greif bitte zur dunklen Schokolade.
Was du dringend vermeiden solltest!	
Nahrungsmittel	**Warum?**
Zucker, Zucker, Zucker (!!!)	Ich habe dir schon erklärt, warum raffinierter Zucker nichts in deinem Speiseplan zu suchen hat: Deine Krebszellen arbeiten anaerob und ernähren sich von Glucose. Du begünstigst damit dein Tumorwachstum. Den Effekt habe ich dir ja bereits im Verlaufe des Buches erklärt.
Weizen	Ganz egal ob in Brot, Nudeln o.Ä. – Weizen wird im Körper zu Zucker umgebaut. Du kannst Nudeln z.B. mit Dinkel, Vollkorn oder Linsennudeln ersetzen. Auch hier geht es darum deinen Blutzuckerspiegel so gering, wie möglich zu halten.
Totes Essen	Lass Tüten und Dosen weg! Wie gesund kann Gemüse sein, wenn es in einer Dose teilweise zwei Jahre haltbar ist? Was sagt dir der gesunde Menschenverstand zu dem Thema? Ich habe dir bereits bei den Bio Produkten erklärt, wie viele Nährstoffe inzwischen in unserem Gemüse fehlen. Eine weitere industrielle Verarbeitung solltest du vermeiden.
Rotes Fleisch	Es ist von der WHO als eindeutig Karzinogen eingestuft (wusstest

	du das?). Mehr brauche ich dazu nicht zu sagen. Nadine konnte allerdings nicht vollständig auf ihr Steak verzichten, also haben wir eine monatliche Ausnahme eingeführt, wo wir beide zusammen hochwertiges Steak genießen. Allgemein fördert rotes Fleisch vor allem Krebserkrankungen im Magen – Darm Trakt. Jedoch können bei der Zubereitung, gerade unter hohen Temperaturen, aromatische Kohlenwasserstoffe entstehen, die nachweislich krebserregend sind. Entsprechend rate ich dir von rotem Fleisch ab.
Milch	Kuhmilch wird meist weiterverarbeitet und ist heutzutage voll von Hormonen (z.B. Östrogen und Progesteron), die du bei deiner Genesung nicht gebrauchen kannst, da diese dein Tumorwachstum fördern können. Mal ganz davon ab, dass ich nicht wissen will, wie viele Medikamente den Kühen heutzutage industriell gespritzt werden. Selbiges gilt auch für Käse und Rahmsaucen zum Kochen. Diese sind tabu für dich. Allerdings gibt es auch da hervorragende Ersatzstoffe. Prüf mal die vegane Ecke deines Supermarktes.
Alkohol	Alkohol führt zu einer Erhöhung des Krebsrisikos. Entsprechend ist es nicht förderlich für deine

Ernährung. Wenn es denn schon etwas sein muss, dann roter Wein. Resveratrol (Inhaltsstoff von rotem Wein) verfügt sowohl über positive, als auch negative Studien. Es ist also etwas unklar, inwieweit roter Wein hilft oder schadet. Es sieht allerdings so aus, dass er zumindest die beste Alternative ist. Ich persönlich könnte nämlich auch nicht vollständig auf Alkohol verzichten. Dabei solltest du Rebsorten wählen, die möglichst viel Resveratrol beinhalten. Klassischerweise sind das Trauben, die in feuchteren Gebieten angebaut werden, da Resveratrol eine Maßnahme der Pflanze ist, um sich vor Schädlingen zu schützen. Je gefährlicher also die Umgebung der Pflanze, desto mehr Resveratrol beinhaltet sie. Such also nach „Pinot Noir". Diese Rebsorte wird auch als „Spätburgunder, Pinot nero, Blauburgunder oder blauer Burgunder" bezeichnet. Allgemein ist es ein zweischneidiges Schwert, gerade im Bereich des Brustkrebses: Auf die Menge kommt es an. Zusammenfassend wird von einer Menge von einer Einheit (150 ml) pro Tag ausgegangen (zumindest bei Frauen), die eher gesundheitsfördernd sein soll.

Raffiniertes Salz (Tafelsalz)	Locker bleiben: Wirf jetzt nicht deine Salzvorräte weg. Es geht darum das richtige Salz zu verwenden. Während naturbelassene Salze (Meersalz oder Steinsalz) über Mineralien wie z.B. Natrium, Kalium, Magnesium, Kalzium, Eisen und mehr verfügen, besteht Tafelsalz größtenteils aus Natriumchlorid, Jod und Fluorid. Die meisten Mineralien werden im Verarbeitungsprozess entfernt. Zieh dir also lieber deine Extra Portion Mineralien rein! Du findest diese Salze in jedem Supermarkt, falls du sie nicht ohnehin schon verwendest. Weiterhin gilt keltisches Salz als ungemein gesund.
Soja	Tja... Soja... tatsächlich ein eher schwieriges Thema. Prinzipiell stellt Soja euch Genistein zur Verfügung. Die grundlegende Idee hinter dem Konsum von Soja ist es, dass ein Molekül durch den Konsum zugeführt wird, das dem Östrogen ähnlich ist und die Rezeptorstellen für das eigentliche Sexualhormon blockiert. Jedoch sieht es so aus, dass die Studien keine eindeutige Aussage ermöglichen. Zwar können diese Moleküle (die übrigens ähnlich zu Tamoxifen sind (erkläre ich dir später nochmal)) sich tatsächlich an die Rezeptoren binden, doch weiß

man nicht genau, wie Soja dosiert werden sollte, um dem Körper förderlich zu sein. Es gibt Studien mit einem Fortschreiten der Erkrankung und Studien mit einem Rückgang des Tumors selbst. Das Ergebnis ist somit nicht eindeutig. Aus dem Grunde empfehle ich dir das Lebensmittel nicht wirklich, auch wenn das Potenzial vermutlich sehr groß ist. Das Risiko konnte ich an dieser Stelle aber nicht abschätzen und würde niemals Versuchskaninchen mit der Gesundheit meiner Frau spielen. Dennoch eignen sich Ersatzstoffe (z.B. veganes Hackfleisch) auf Sojabasis mit Sicherheit sehr viel besser, als rotes Fleisch selbst.

Die Liste ist natürlich nicht abschließend, enthält aber alle Maßnahmen, die wir auch ergriffen haben. Ich empfehle dir dringend, die Internetseite www.foodforbreastcancer.com zu besuchen. Dort findest du eine Zusammenstellung aller Nährstoffe, die du zu dir nehmen oder vermeiden solltest. Alle Einträge sind mit Links zu aktuellen und älteren Studien hinterlegt.

Des Weiteren findet man häufig Artikel über das Fasten zur Bekämpfung von Krebszellen. Wir haben es nicht selbst ausprobiert, aber das Argument lautet, dass tödlich erkrankte Tiere eine Fastendiät durchführen, indem sie nur Wasser trinken, bis sie möglicherweise genesen. Es gibt zahlreiche Artikel im Internet von Menschen, die versucht haben, ihre Krebszellen durch Aushungern zu bekämpfen. Bedenke jedoch, dass dies bedeuten kann, deinen Körper möglicherweise nicht mehr ausreichend mit Nährstoffen zu versorgen. Sprich mit deinem Arzt darüber oder probiere es aus, wenn du davon überzeugt bist. Ich zeige dir jedoch gleich noch eine Studie, die sich mit genau diesem Thema befasst hat. Am Ende des Tages ist es wichtig zu erkennen, dass jede Entscheidung, die du triffst, auf deine eigene Überzeugung beruhen sollte. Diese Situation hat zwei Seiten: Chemotherapien sind ein äußerst lukratives Geschäft. Es ist bekannt, dass alternative Behandlungsmethoden oft mit negativer Berichterstattung konfrontiert werden, möglicherweise um dieses lukrative Geschäft zu schützen. Ich bin kein Anhänger von Verschwörungstheorien, aber die Wahrheit liegt vermutlich, wie so oft, irgendwo dazwischen. Zurück zum eigentlichen Thema:

Das Ziel ist es, das Zellwachstum durch eine reduzierte Zuckeraufnahme zu hemmen und das eigene Immunsystem durch die Einnahme natürlicher Vitamine zu stärken. Weiterhin solltest du deine Ernährung so gestalten, dass sie für Krebszellen keinen Nährboden bietet. Dazu gehört das Blockieren der Bildung von Blutgefäßen und die Reduzierung von Entzündungen im Gewebe. Zudem ist es wichtig, die saure Umgebung durch den Verzehr alkalischer Lebensmittel zu neutralisieren. Vielleicht fällt dir auf, dass diese neue Ernährung stark an „asiatische" Ernährungsweisen erinnert. Es ist kein Zufall, dass in China nur 1 von 100.000 Frauen an Brustkrebs erkrankt, während es in Deutschland mittlerweile 16 von 100.000 Frauen sind (abhängig vom Veröffentlichungsdatum der Studie). Tagtäglich konsumieren wir im Durchschnitt dreimal Nahrung, ohne die Bedeutung der aufgenommenen Nährstoffe zu verstehen. Unsere Ernährung ist die wahre Quelle unserer Gesundheit. Du bist, was du isst. Und falls du denkst: „Dann ändere ich meine Ernährung eben bis zur Genesung", liegst du falsch. Es ist wichtig zu verstehen, dass du möglicherweise empfindlich auf einen Überschuss bestimmter Nährstoffe reagierst. Eine zeitweise Umstellung wird dir nur zeitweise helfen. Dein Bewusstsein muss sich dahingehend ändern, dass es eine dauerhafte Lebensstiländerung ist. Doch das klingt zunächst schlimmer, als es ist, denn für alles, was du bisher geliebt hast, gibt es einen Ersatz, der dich genauso glücklich machen wird. Und hey, welcher Erfolg könnte schöner sein als ein langes und erfülltes Leben?

Übrigens haben wir in Restaurants gute Erfahrungen gemacht: Indem wir Nadines Erkrankung ansprachen, erhielten wir oft ein Gericht, das ihren Bedürfnissen entsprach. Die Mitarbeiter waren einfühlsam und nahmen ihre Situation ernst. Ich glaube auch nicht daran, dass die Diagnose „Krebs" einfach zufällig einige Menschen trifft und andere nicht. Jede Reaktion hat eine Ursache, und ich bin überzeugt davon, dass es eine Vielzahl von Ursachen gibt, darunter möglicherweise eine Empfindlichkeit gegenüber bestimmten Nahrungsmitteln. Der Zufall spielt dabei keine Rolle. Albert Einstein sagte bereits: „Gott würfelt nicht!"

Wie ich bereits sagte, ist dieses Buch eine Zusammenfassung dessen, was wir unternommen haben, um unsere Heilungschancen zu verbessern. Für jeden hier beschriebenen Punkt findest du ausreichend Literatur und Quellen im Internet. Wenn du Zeit investieren und den genauen Grund für etwas verstehen möchtest, beginne mit Recherchen. Ich versichere dir jedoch, dass wir es getan haben, und unser bisheriger Erfolg gibt uns Recht.

Ein Tipp zu Ersatzprodukten: Schau in die veganen Abteilungen deines Supermarktes. Dort findest du oft zucker- und milchfreie Alternativen. Viele dieser Produkte sind im Angebot, besonders kurz vor dem Mindesthaltbarkeitsdatum. Da sich vegane Produkte oft als teuer erweisen, kannst du auf diese Weise viel Geld sparen, indem du Produkte kaufst, die gerade im Angebot sind, und daraus ein Gericht zauberst. Um deine Zuckeraufnahme zu reduzieren, solltest du bei jedem Produkt auf die Nährwerttabelle achten. Du wirst überrascht sein, wie viel Zucker in vielen Produkten enthalten ist.

An dieser Stelle würde ich gerne noch einmal mit dir über den wissenschaftlichen Aspekt der Ernährung sprechen. Es ist nicht nur erwiesen, dass bestimmte Nährstoffe Krebszellen bekämpfen können, sondern es gibt auch andere interessante Ansätze. Einer davon ist das Fasten, das ich ja bereits angesprochen habe. Du kennst es möglicherweise eher im Zusammenhang mit der Entgiftung des Körpers von Schadstoffen, aber diese Methode findet auch Anwendung in der Krebsbehandlung. Schau dir dazu gerne die Studie „Fasting and cancer: molecular mechanisms and clinical application" von „Nat Rev Cancer" aus dem Jahr 2018 an. Dort findest du eine Vielzahl von Informationen zu verschiedenen Ernährungs- und Fastenmodellen mit beeindruckenden Ergebnissen. Die Zusammenhänge sind zwar komplex, und die Studie ist anspruchsvoll zu lesen, aber sieh dir einmal die Tabelle zu den Mäuseversuchen an. Und übrigens, es wurde nicht nur an Tieren geforscht, sondern auch Menschen wurden in diese Studie einbezogen. Es scheint, dass eine Chemotherapie in Kombination mit Wasserfasten und einer spezifischen Ernährung zu den besten Ergebnissen führt. Das kann zu pathologischen Komplettremissionen und einem Überleben ohne Rückfall führen. Mit Wasserfasten ist gemeint, dass ausschließlich Wasser zugeführt wird. Wenn du die grobe Zusammenstellung der Diäten in der Studie überprüfst, wirst du feststellen, dass diese stark mit den hier erwähnten Nahrungsmitteln zusammenhängen.

Dieses Beispiel verdeutlicht, dass meine Informationen fundiert sind. Die Ergebnisse existieren, sind jedoch nicht Teil der gängigen Krebsbehandlungsrichtlinien. Sie liegen vielmehr in deiner Verantwortung, obwohl auch integrative Krebszentren stark auf Ernährungsumstellungen setzen. Ich wollte dir einfach anhand einer Studie (und es gibt noch viele weitere) das Potenzial einer veränderten Ernährung bei dieser ernsten Krankheit aufzeigen.

Nahrungsergänzungsmittel

Nahrungsergänzungsmittel haben oft den Anschein von Hokus - Pokus und Geldmacherei. Warum sind diese Stoffe jedoch so wenig erforscht und selten mit Studien belegt? Dreimal darfst du raten: Nahrungsergänzungsmittel dürfen nicht patentiert werden, weshalb die Pharmaindustrie wenig Interesse hat, diese Studien zu finanzieren. Du könntest nun einwenden: „Aber man kann doch patentieren!" Ja, das stimmt, aber nur, wenn es sich um innovative Herstellungsprozesse handelt. Natürliche Substanzen wie Vitamin D dürfen beispielsweise nicht einfach so patentiert werden. Hierzu möchte ich eine Studie anführen, die mich beeindruckt hat. Ein Arbeitskollege hat vor fünf Jahren viel über den positiven Effekt von Vitamin D spekuliert. Damals wurde er von seinen Kollegen ausgelacht und belächelt. Im Jahr 2023 führte das „Deutsche Krebsforschungszentrum" eine Metaanalyse vieler Studien zum Thema Vitamin D und der Sterblichkeitsrate bei Krebs durch. Das Ergebnis zeigte eine 12%-ige Verringerung der Todesrate bei täglicher Einnahme von Vitamin D. Dieser einstige „Hokus - Pokus", für den Menschen belächelt wurden, scheint nun tatsächlich Realität zu sein. Warum? Vitamin D stärkt das Immunsystem und liefert die nötigen Nährstoffe, um Krebszellen zu bekämpfen. Im Allgemeinen haben wir von folgenden Nahrungsergänzungsmitteln profitiert:

- Vitamin C und Zink: Diese stärken das Immunsystem. Pillen oder Pulver können unterstützend wirken, wenn du nicht genügend dieser Stoffe über z.B. Orangen oder Zitrusfrüchte aufnimmst. Jedoch gibt es einen Grenzwert, über den keine positiven Effekte erzielt werden. Viel wichtiger ist daher Vitamin D, dessen Studienlage klar ist.

- Vitamin D: Laut dem Artikel des Krebsforschungszentrums bieten 4000 Einheiten Vitamin D bei Krebserkrankungen einen signifikanten Vorteil, um das Immunsystem zu stärken. Du hast also nichts zu verlieren. Vitamin D als Ergänzungsmittel ist in Apotheken oder auch auf Amazon erhältlich. Deinen Vitamin-D-Gehalt kannst du auch mittels Bluttests überprüfen. Diese kannst du z.B. in einer Apotheke erwerben. Vitamin D werden folgende Eigenschaften zugeschrieben:

  o Potenziell schützende Wirkung durch Unterstützung des programmierten Zelltods und Unterdrückung des unkontrollierten Wachstums von Krebszellen.
  o Immunsystemstärkung (wie bereits erwähnt).
  o Entzündungshemmende und antioxidative Eigenschaften zur Bekämpfung von Entzündungen und Reparatur von Zellschäden durch freie Radikale.
  o Regulierung der Genexpression zur Unterstützung des programmierten Zelltods.

- Omega-3-Fettsäuren: Sie können einzeln oder in Kombination mit Vitaminen eingenommen werden. Diesen ungesättigten Fettsäuren werden positive Eigenschaften zugeschrieben:

  o Entzündungshemmend

- o Regulierung des Zellzyklus, um die Apoptose (programmierter Zelltod) zu fördern.
- o Hemmung der Angiogenese, um das Wachstum neuer Blutgefäße zu reduzieren, wie ich bereits beim Thema Vaskularisation erwähnte.
- o Unterbrechung von Signalwegen von Krebszellen, um deren Wachstum einzuschränken und die Wahrscheinlichkeit einer Metastasierung zu verringern.

- Curcumin: Der Extrakt aus der Kurkumawurzel ist entzündungshemmend. Während unserer Reise auf Bali haben wir viel über diese Wurzel erfahren, und die dortigen Menschen schwören auf ihre heilende Wirkung. Auch bei einer Corona-Infektion wurde festgestellt, dass Curcumin wirksam ist. Es mildert Symptome und verringert die Krankenhauseinweisungen sowie die Sterberate. Die Zusammenfassung der Studien findest du auf pubmed, einer kostenlosen Datenbank für medizinische Fachartikel. Insgesamt stärkt Curcumin nach unseren Beobachtungen massiv das Immunsystem. Während ich diese Zeilen schreibe, bin ich erneut an Corona erkrankt. Im weiteren Verlauf des Buches wirst du erfahren, dass dieselbe Infektion im letzten Jahr zu einem Krankenhausaufenthalt führte und ich zwischen Leben und Tod stand. Die aktuelle Infektion verläuft jedoch völlig unproblematisch. Ob es an der Einnahme von Vitamin D und Curcumin liegt? Möglicherweise. Die Studien sind jedenfalls eindeutig. Für mich fühlt sich die Infektion aktuell wie eine normale Erkältung an. Im Idealfall nimmst du Curcumin in Kombination mit Pfeffer ein, da das darin enthaltene Piperin die Wirksamkeit von Curcumin im Blutplasma nachweislich erhöht. Allgemein gelten folgende, mögliche Auswirkungen von Curcumin auf Krebszellen:

- o Antioxidative Wirkung zur Unterstützung bei Zellschäden durch freie Radikale.
- o Entzündungshemmende Wirkung.
- o Hemmung des unkontrollierten Wachstums von Krebszellen.
- o Unterstützung der Apoptose (programmierter Zelltod).
- o Hemmung der Angiogenese.

- Grüner Tee Extrakt: Du kannst ihn als Ergänzungsmittel verwenden, wenn du keinen grünen Tee magst. Im grünen Tee befinden sich Catechine, denen positive Eigenschaften in Bezug auf Krebszellen zugeschrieben werden:

- o Antioxidative Wirkung zur Heilung von Zellschäden durch freie Radikale.
- o Entzündungshemmende Eigenschaften.
- o Hemmung der Angiogenese.
- o Unterbrechung von Signalwegen von Krebszellen.

- Bromelain: Extrahiert aus der Ananas hat Bromelain Eigenschaften, die deine Genesung unterstützen können:

- o Entzündungshemmende Eigenschaften.
- o Antioxidative Wirkung.

- o Stimulierung des Immunsystems.

- Melatonin: Verwende es nicht morgens. Nadine hatte wegen der Wechseljahre Probleme beim Einschlafen aufgrund von Hitzewallungen. In solchen Fällen kann Melatonin helfen. Normalerweise wird das Hormon ausgeschüttet, um uns müde zu machen, weshalb eine dunkle Umgebung für einen guten Schlaf wichtig ist. Sollte es nicht funktionieren, kannst du Melatonin als Nahrungsergänzungsmittel einnehmen. Ich selbst habe es auch genommen, als ich im 24-Stunden-Einsatzdienst Probleme beim Einschlafen hatte. Nutze es aber bitte nicht dauerhaft, da es deine eigene Melatonin Produktion reduzieren kann.

- CBD Öl: Die medizinische Relevanz der Hanfpflanze wurde erst kürzlich erkannt, als man feststellte, dass THC beispielsweise bei posttraumatischen Belastungsstörungen eingesetzt werden kann. Es gibt bislang keine Studien über den Einsatz von CBD Öl bei Krebs. Ich empfehle es nicht primär zur Unterstützung der Zellregeneration, sondern eher zur Entspannung, wenn du Einschlafprobleme hast. Präparate findest du in vielen Online-Shops. Wenn du also Probleme mit deinem natürlichen Schlafzyklus hast, probiere es einfach aus! Es kann jedenfalls nicht schaden.

- Probiotika: Du findest im Internet viele Tabletten mit Bakterienkulturen, die deine Darmflora wiederherstellen sollen. Gegen Ende der Chemotherapie hatte Nadine massive

Magenkrämpfe und Schmerzen im Magen- und Darmtrakt. Probiotische Ergänzungsmittel haben definitiv geholfen, diese Beschwerden zu lindern. Die Idee dahinter ist, dass die Chemotherapie die natürlichen Bakterien im Darm angreift, was zu Magenkrämpfen führen kann. Genau diesen Umstand wollten wir beheben und haben sehr gute Erfahrungen gemacht. Um ehrlich zu sein: Es kam zwar flüssig heraus, aber es kam etwas heraus, und der Magen-Darm-Trakt wurde beruhigt.

- Greens: Ein relativ neuer „Trend". Diese Ergänzungsmittel, genannt „Greens" oder „Green Superfood", bestehen aus Mischungen verschiedener Gemüse, Blätter, Pilze usw. Die Inhaltsstoffe variieren je nach Produkt. Du findest in diesen Mischungen zum Beispiel Ingwer, Bromelain, Grüntee und viele weitere Inhaltsstoffe. Sie werden in Pulverform eingenommen, indem man sie mit Wasser mischt und trinkt. Die Idee hinter der Verwendung von Greens ist, möglichst viele basische Lebensmittel zu konsumieren, um das saure Milieu zu bekämpfen, in dem sich Krebszellen wohl fühlen. Achte darauf, dass das Pulver nicht mit Zucker versetzt ist. Das ist jedoch selten der Fall. In der Regel wird Stevia verwendet, das bisher keinen Nachweis erbracht hat, Krebszellen zu fördern.

- Ingwer: Auch Ingwer kann dich bei deiner Therapie unterstützen. Nach Möglichkeit solltest du es natürlich in deinen Mahlzeiten verarbeiten oder als Tee konsumieren. Bei uns war Ingwer als Nahrungsergänzungsmittel in einer Kombination mit Curcumin und Piperin. Allgemein können bei

Ingwer folgende Effekte beobachtet werden, die zur Heilung deiner Krebserkrankung beitragen können:

o Verringerung der Proliferation von Krebszellen.
o Entzündungshemmende Eigenschaften.
o Antioxidative Wirkung.
o Antimikrobielle Eigenschaften.
o Verbesserung der Verdauung.

Ich bin sicher, dass unsere Liste nicht abschließend ist. Alle Maßnahmen, die wir und die Ärzte ergriffen haben, haben zu einem erstaunlich guten Ergebnis geführt. Du musst nur eines verstehen: Wenn du zwei Wochen lang einen Wohnungsbrand erkundest, ohne Maßnahmen zu ergreifen, brauchst du am Ende weder das Haus zu löschen noch Personen zu retten, da alles bereits verloren ist. Informiere dich also so detailliert wie möglich in der dir gegebenen Zeit. Alle Maßnahmen in diesem Buch kannst du sofort umsetzen, um dir die ersten Erkenntnisse zu ersparen und wertvolle Zeit zu gewinnen. Als Einsatzleiter wägen wir immer zwischen Risiko und Sicherheit ab. Je riskanter unser Vorhaben, desto höher der Gewinn, aber auch die Möglichkeit von Verlusten. Je sicherer etwas ist, desto geringer die Chancen, da wir unsere wichtigste Komponente begrenzen: Zeit.

Die verschiedenen Ergänzungsmittel findest du bei Amazon, teilweise auch als Kombinationspräparate, falls du nicht täglich 30 Tabletten schlucken möchtest. Ob einzeln oder kombiniert, ist egal. Wichtig ist, dass du versuchst, dein Immunsystem zu stärken, der Vaskularisation entgegenzuwirken, die Zellapoptose zu fördern, mögliche Entzündungen zu reduzieren und das saure Milieu im Gewebe mit alkalischen Lebensmitteln zu neutralisieren! Dieser umfassende Ansatz, deine Heilung mit Nährstoffen zu begünstigen wird übrigens auch in integrativen Krebsbehandlungszentren verwendet. Meist ist dieser Ansatz jedoch nicht von den Krankenkassen gedeckt. Entsprechend sind diese Maßnahmen, im Regelfall, selber zu bezahlen.

Nadines Ergänzungsplan

Ich möchte dir hier noch ganz konkret mitgeben, was Nadine zu welcher Tageszeit eingenommen hat:

Tageszeit	Ergänzungsmittel
Morgens	Curcumin, Ingwer, Piperin in einer Kapsel
Morgens	Multivitamin Kapsel mit Vitamin A, C, E, D3, K, B1, B2, B6, B12, Zink, Selen, Magnesium und weiteren Elementen
Morgens	Vitamin D3, K2 und Omega 3 Fettsäuren in einer Kapsel
Morgens	Grüner Tee Extrakt
Mittags / Abends	Probiotika
Mittags / Abends	Daily Greens in Pulverform mit Wasser gemischt
Mittags / Abends	Ein Schluck Leinsamenöl

Es ist natürlich schwierig festzulegen, welche konkreten Dosierungen am besten sind. Wir haben uns an die Angaben der Hersteller gehalten und stets darauf geachtet, nur Produkte zu verwenden, die in Deutschland oder Österreich hergestellt wurden und über nachprüfbare Zertifikate bezüglich ihrer Inhaltsstoffe verfügen. Es gibt übrigens haufenweise Ärzte, die eine Mikronährstoff- und Vitaminanalyse bei dir durchführen können. Diese Analysen sind zwar privat zu bezahlen, können deinen Bedarf jedoch auch medizinisch in Zahlen darstellen. So kannst du deine Dosierung optimal auf dich selber einstellen. Du siehst also, dass dieser Ansatz kein neuer ist. Jedoch werden solche Therapieansätze meist nicht von den Krankenkassen übernommen, auch wenn das Potenzial sehr groß ist.

Hatte ich Angst davor, falsche Dosierungen zu verwenden oder Nadine möglicherweise die falschen Nahrungsergänzungsmittel zuzuführen? Ja, natürlich! Immerhin geht es hier um das Leben meiner Frau. Dennoch habe ich darauf vertraut, dass die Vielzahl an Studien und Fachartikeln, die ich studiert habe, mich darüber informierten, welche Eigenschaften in Nahrungsmitteln gesucht werden, um die Genesung zu unterstützen. Auf dieser Grundlage habe ich mich entschieden, Nadine diese spezifischen Nahrungsergänzungsmittel zu empfehlen. Insgesamt haben wir mit all diesen Mitteln sehr positive Erfahrungen gemacht und selbstverständlich haben wir sie mit einer ausgewogenen Ernährung kombiniert.

PRIORITÄT 3: IMMUNSYSTEM, IMMUNSYSTEM, IMMUNSYSTEM

Sympathikus und Parasympathikus sind zwei medizinische Begriffe, die ich bewusst in diesen Teil des Buches aufnehme. Viele Menschen gehen davon aus, dass unser Gehirn ausschließlich auf unseren bewussten Entscheidungen beruht und arbeitet, ohne eine unbewusste Komponente. Hier kommt jedoch die Überraschung: Selbst unsere Atmung ist kein bewusster Prozess. Sie wird über unser limbisches System gesteuert und ist entscheidend für unser Überleben. Es ist anzunehmen, dass die Todesrate erheblich steigen würde, wenn die Atmung ein bewusster Prozess wäre. Doch wie hängen das limbische System und die Begriffe Sympathikus und Parasympathikus zusammen? Beide sind unbewusste Mechanismen, die in unserem Körper ablaufen. Kein Hokus - Pokus oder ausgedachte Blödelei. Ich bin erstmals während meiner Ausbildung zum Rettungssanitäter damit in Berührung gekommen.

Der Sympathikus wird aktiviert, wenn wir unter Stress geraten. Er versetzt den Körper in den „Kampf oder Flucht"- Modus. Die Pupillen weiten sich, die Herzfrequenz steigt, die Bronchien erweitern sich usw. In diesem Modus findet jedoch keine natürliche Zellregeneration statt. Der Parasympathikus hingegen sorgt dafür, dass wir zur Ruhe kommen. Die Verdauung beginnt, die Pupillen verengen sich wieder und die Zellregeneration wird aktiviert. Diese Beispiele sollen beide Begriffe einfach erklären.

Aber was hat das mit deiner Erkrankung zu tun? Ich bin sicher, du spürst noch genau dieses anfängliche Gefühl der Ohnmacht. Das Problem in diesem Zustand ist, dass dein Sympathikus aktiviert wird und das führt dazu, dass deine Zellen nicht regenerieren können. Wenn es dir also nicht gelingt, deinen Zustand zu akzeptieren und deinen Körper zur Ruhe zu bringen, wird dein Immunsystem nicht in der Lage sein, die Zellregeneration zu fördern. Es ist daher überlebenswichtig, dass du aus dem permanenten „Kampf oder Flucht"-Modus aussteigst und verstehst, dass du zwar eine lebensbedrohliche Erkrankung hast, aber erst durch die Akzeptanz dieser Tatsache und das Finden von innerem Frieden, der Kampf gegen deine Krebszellen beginnt. Wenn du dauerhaft in einem angespannten Zustand bleibst, wird dein Kampf negativ beeinflusst. Erinnere dich daran, dass wir den Geist heilen müssen, damit der Körper folgen kann. Und nichts verdeutlicht dies besser als das, was ich dir gerade erläutert habe. Sobald dein Geist zur Ruhe kommt, kann dein Körper mit seiner eigenen Regeneration beginnen.

Die Schwierigkeit besteht darin, herauszufinden, wie du deinen inneren Zustand verändern kannst. Es gibt verschiedene Ansätze, die je nach Person funktionieren. An dieser Stelle halte ich den Begriff der Meditation eher für einen Oberbegriff, der verschiedene Möglichkeiten bietet, den Geist zu beruhigen. Manche Menschen müssen in einem leeren Raum sitzen, die Augen schließen und einen inneren Dialog führen. Andere benötigen Klangschalen oder ätherische Öle, die ihren Geruchssinn ansprechen. Egal was funktioniert: Alles ist vollkommen in Ordnung! Mir persönlich hat tägliches Beten geholfen. Die wenigen Minuten in völliger Ruhe mit dem Glauben an etwas Größeres haben meinen Geist beruhigt. Zudem empfinde ich Motorradfahren als meditative Erfahrung. Die Freiheit und die Natur bieten mir Ruhe für den Geist. Ich kann stundenlang fahren und gerate irgendwann in einen inneren Monolog, in dem ich reflektiere und mit mir selbst über das Geschehene spreche. Übrigens fahre ich seit meinem 16. Lebensjahr Motorrad, doch in den letzten Jahren hat dieses Hobby stark nachgelassen, da ich immer Angst vor

Verletzungen hatte. Seit der Diagnose ist meine Angst verschwunden. Sie begrenzt mich nicht mehr.

Für Nadine haben Atemübungen funktioniert, um sie zu beruhigen. Du kannst es gerne ausprobieren: Sie legt ihre Hände auf den Bauch, atmet zehnmal tief ein und aus, und entspannt dadurch ihren Geist. Danach schläft sie in der Regel schnell ein.

Es liegt also an dir, herauszufinden, was deinen Geist beruhigt und entspannt. So oder so: Du musst die Antwort darauf finden, damit der Körper deinem Geist folgen kann.

Neben der Verhinderung der eigenen Zellregeneration führt eine dauerhafte Stresssituation zur Ausschüttung der Hormone Cortisol und Adrenalin. Diese wiederum führen zu einer Verringerung der Immunzellen. Der Zustand ähnelt jedoch stark dem, was wir bereits besprochen haben. Das bedeutet: Heilst du das eine, kannst du auch das andere heilen. Adrenalin wird beispielsweise im Falle verschiedener Erkrankungen als Notfallmedikament verabreicht: Es verengt die Blutgefäße und erhöht so den Blutdruck im Herz-Kreislaufsystem.

Ein weiterer Faktor, der deine Situation enorm belasten kann, ist die deutsche Bürokratie. Zu diesem Zeitpunkt war Nadine verbeamtete Lehrerin (und hoffentlich wird sie nach ihrer Genesung bald wieder unterrichten). Ständige Briefe von der privaten Krankenversicherung oder der Beihilfe führen zu zusätzlichem Stress für den Patienten. Offene Rechnungen, die zunächst diskutiert werden müssen, führen ebenfalls zur Ausschüttung von Stresshormonen. Solltest du als Beamter jedoch denken, dass dir alle Kosten erstattet werden: Vergiss das mal. Die Beihilfe findet immer Gründe, warum nicht alle Rechnungen bezahlt werden. Das ist ziemlich pervers, wenn man bedenkt, wie viel die private Krankenversicherung kostet.

Deshalb ist es wichtig, ein soziales Netzwerk aufzubauen, das dir helfen möchte. Zugleich musst du lernen, Hilfe anzunehmen. Es ist wirklich überwältigend, wie viel Hilfe uns angeboten wurde. Sie reichte von alltäglichen Dingen wie Fenster putzen oder kochen bis hin zu komplexeren Angelegenheiten wie der Beantragung eines Pflegegrades. Du brauchst diese Menschen! Sie beteiligen sich aktiv an deiner Genesung, indem sie dir Stress abnehmen und die Anzahl der Immunzellen in deinem Körper proaktiv steigern. Und glaube mir: Diese Menschen wollen dir helfen! Du bist keine Belastung für sie, sondern sie möchten dich in diesem schweren Kampf begleiten.

An dieser Stelle möchte ich mich von ganzem Herzen bei der Debeka bedanken. Wir erhielten ein Schreiben, in dem die volle Kostenübernahme der Kryo-Konservierung und des Eingriffs bei der Entnahme von Eierstockgewebe garantiert wurde. Rechtlich hätten wir keinen Anspruch darauf gehabt, aber diese Menschen entschieden sich, uns bei der Genesung meiner Frau zu unterstützen, indem sie uns eine finanzielle Mehrbelastung abnahmen. Doch es geht nicht nur um das Geld: Diese Geste hat etwas viel Wichtigeres gezeigt. Nächstenliebe und Menschlichkeit. Ich danke dir, wer auch immer du bist, der diese Entscheidung getroffen hat. Du hast meinen Glauben an die Menschheit positiv beeinflusst.

Wenn wir bereits bei Stresshormonen und deinen Mitmenschen sind: Meine Frau entschied damals, sich selbst die Haare abzuschneiden. Sie wollte nicht Opfer ihrer Umstände sein, sondern ihr Leben selbst bestimmen. Auch mit Glatze war sie immer noch eine wunderschöne Frau und benötigte keine Perücke, obwohl sie es ausprobiert hatte. Das führte dazu, dass sie in der Öffentlichkeit mit ihrer fehlenden Haarpracht unterwegs war. Jetzt liegt es an dir, wie gefestigt du dich fühlst.

Wenn du diese Entscheidung für dich triffst, sei darauf vorbereitet, dass Menschen dich anstarren, auslachen und mit dem Finger auf dich zeigen werden. Diese Menschen denken nicht darüber nach, ob deine fehlende Haarpracht medizinische Gründe hat. Ein paar Worte richte ich an genau diese, leider recht große Gruppe von Menschen: Ihr seid nichts weiter als der Bodensatz der Gesellschaft. Meine tiefe Abneigung gegen euch könnte ich nicht ansatzweiße in Worte fassen.

Entschuldige meine klaren Worte, aber als Angehöriger hat mich das stark belastet, diese Blicke zu ertragen. Hier sind jedoch zwei Tipps, die du berücksichtigen kannst:

- Wenn du einen Partner hast: Lass ihn eingreifen, wenn er oder du es für angemessen haltet. Ich bin auf diese Menschen zugegangen und habe sie direkt gefragt, ob sie es witzig finden, wenn ein Mensch an Krebs erkrankt ist und um sein Überleben kämpft. Die Reaktionen waren Balsam für die Seele.

- Solltest du nicht so gefestigt sein: Überlege dir, ob nicht doch eine Perücke die richtige Wahl ist.

Dieses Thema hängt ganz allein von deiner persönlichen Präferenz ab. Aber sei dir bewusst: Auch solche Situationen können Stress verursachen, den du unbedingt vermeiden solltest.

Was das Thema Sport betrifft, bin ich mir natürlich über deinen körperlichen Zustand bewusst. Es ist kaum möglich, während einer Chemotherapie intensive Sporteinheiten durchzuführen, und das solltest du auch nicht. Dein Körper kann den sportlichen Stress momentan kaum bewältigen. Deshalb hat Nadine das Spazierengehen für sich entdeckt. Sie versuchte jeden Tag, 7.000 Schritte zu gehen, meistens in der Natur (wir haben einen schönen Wald in der Nähe), um auch etwas für ihre Seele zu tun und den Stress zu reduzieren. Wenn es dir möglich ist, probiere es aus und betreibe so viel entspannten Sport, wie nur möglich ist. Denk aber daran, keinen Halbmarathon zu laufen oder Gewichte im Fitnessstudio zu stemmen. Dein Körper benötigt Ruhe und kann sich nicht um zwei Baustellen gleichzeitig kümmern. Manchmal hatte Nadine Schwierigkeiten beim Treppensteigen. Das liegt einfach daran, dass Chemotherapien auch direkten Einfluss auf das Herz haben. Und Überraschung: Du brauchst dein Herz! Deshalb geh regelmäßig zum Kardiologen und lass es überprüfen.

Abschließend möchte ich mit dir über eine weitere Methode sprechen, die wir während der Therapie nicht angewendet haben, jedoch nach der Bestrahlung in Betracht ziehen werden. Hast du schon einmal von Wim „The Iceman" Hof gehört? Dieser Mann ist ein niederländischer Extremsportler, der durch seine eigene Methode bekannt wurde. Diese basiert auf drei Säulen: Atmung, Kälte und der Einstellung des eigenen Mindsets. Das Thema Atmung wird im Verlauf dieses Buches behandelt. Das Mindset besprechen wir laufend, während wir uns mit deiner Einstellung zu deiner Erkrankung beschäftigen. Die zweite Komponente, die „Kälte", haben wir noch nicht thematisiert. Wim Hof nutzt Eisbäder und andere kalte Umgebungen, um sein Immunsystem zu stärken. Sicherlich neigt man bei solchen Methoden sofort dazu, an „Hokus - Pokus" zu denken, doch bitte hör mir zu. Die wissenschaftliche Evidenz für die Effekte von Kältetherapien ist umfangreich. Es wurde nicht nur festgestellt, dass deine natürlichen T-Zellen erhöht werden und dadurch dein Immunsystem gestärkt wird, sondern auch die Zeitschrift „New Scientist" veröffentlichte einen Artikel mit dem Titel „Cold exposure stops tumour growth in mice by hijacking glucose stores". Dieser Artikel beschreibt Versuche an Mäusen, bei denen der Glukosespiegel im Blut massiv reduziert werden konnte, was zu einer Verringerung der Tumorproliferation führte. Die Überlebensrate der Mäuse, die diese Therapie erhielten, war doppelt so hoch wie bei Mäusen ohne Kältetherapie. Insgesamt ist diese Methode ein sehr interessanter Ansatz, der sich auf das menschliche Immunsystem konzentriert. Du siehst also, dass Medikamente dir zwar helfen können, du aber zusätzlich viel für dich tun kannst. Sollte dich diese Methode interessieren, findest du zahlreiche Artikel im Internet mit verschiedenen beobachteten Effekten. Dabei geht es nicht nur um das Immunsystem, sondern auch um Vorteile für deinen geistigen Zustand. Grundsätzlich benötigst du nur eine Kältetonne, die du heutzutage im Internet findest, da sie vor allem von Sportlern zur Förderung ihrer Regeneration genutzt wird. Schlussendlich erfordert diese Methode natürlich viel Willenskraft und Entschlossenheit.

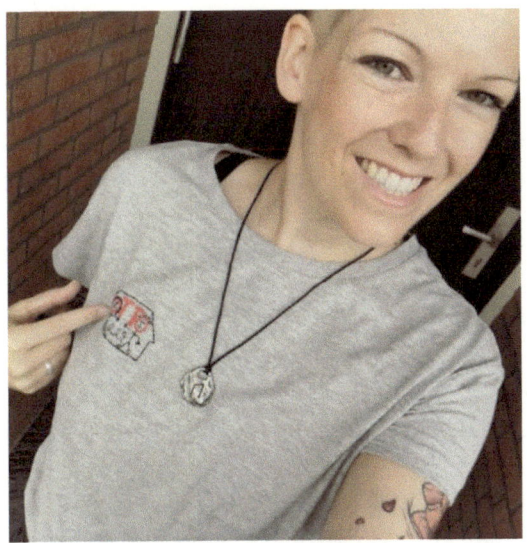

Abbildung 4 - Immer positiv

PRIORITÄT 4: SAUERSTOFF IST MEDIZIN

Sauerstoff als Medizin? Wenn du bisher wenig mit Lungenerkrankungen zu tun hattest, mag das zunächst nach schamanischer Medizin klingen. Aber in Wirklichkeit wird in Rettungsdiensten und bei lebensbedrohlichen Erkrankungen medizinischer Sauerstoff eingesetzt, um Symptome zu lindern und Patienten zu stabilisieren. Warum? Ganz einfach: Stell dir vor, deine Alveolen (auch bekannt als Lungenbläschen) sind nicht mehr in der Lage, ausreichend Sauerstoff an dein Blut abzugeben. Das führt zwangsläufig zu einer Verringerung des Sauerstoffgehalts im Körper. Dieser Gehalt wird mit sogenannten Oxymetern gemessen, die in jeder Apotheke erhältlich sind. Sie werden an einen deiner Finger geklemmt und messen die Sauerstoffsättigung im Blut mithilfe von Leuchtdioden. Aber Achtung: Wenn du eine akute Kohlenstoffmonooxidvergiftung hast, kann das Oxymeter trotz einer Vergiftung eine Sättigung von 99% anzeigen, da es nur die Sättigung des Blutes, nicht aber den Stoff selbst misst. Wenn du also übermäßig Abgase eingeatmet hast, dich benommen fühlst und das Oxymeter eine hohe Sauerstoffsättigung anzeigt, liegt das womöglich an einer Vergiftung. Ein gesunder Mensch sollte je nach Rauchverhalten eine Sauerstoffsättigung zwischen 95% und 99% aufweisen. Wenn du Werte unter 90% misst, solltest du einen Facharzt aufsuchen. Alles unter 80% sollte dich dazu veranlassen, den Rettungsdienst zu rufen.

Zurück zum Sauerstoff: Wenn deine Alveolen nicht genügend Sauerstoff an dein Blut abgeben können, gibt es zwei Möglichkeiten: Entweder tauschen wir die Alveolen durch neue aus, was eher unrealistisch ist, oder wir erhöhen den Sauerstoffanteil in der eingeatmeten Luft. Hier kommt die Überraschung: Unsere Umgebungsluft besteht nur zu 19% aus Sauerstoff, zu 78% aus Stickstoff, zu 0,04% aus

Kohlenstoffdioxid und zu ungefähr 0,96% aus Edelgasen. Je nach Literatur gibt es hier minimale Abweichungen. Das heißt, wir atmen „nur" 19% Sauerstoff ein. Was bewirkt also medizinischer Sauerstoff? Er besteht nahezu rein aus Sauerstoff und wird dem Patienten direkt über eine Maske oder Nasenbrille zugeführt. Diese „Übersättigung" mit Sauerstoff führt zu einer verbesserten Aufnahme in den Alveolen, die den Sauerstoff an das Blut abgeben. Das lindert viele Beschwerden, insbesondere bei Lungenerkrankungen.

Du fragst dich jetzt sicher, was das mit deiner Krebserkrankung zu tun hat. Auch das erkläre ich dir: Sauerstoff ist wichtig für deine Mitochondrien in den gesunden Zellen. Wie du weißt, arbeiten entartete Zellen anaerob, also ohne Sauerstoff. Sie ernähren sich stattdessen von Zucker bzw. Glukose. Deine gesunden Zellen arbeiten hingegen aerob, also unter Verwendung von Sauerstoff. Dadurch produzieren sie Energie. Wenn du also möchtest, dass deine gesunden Zellen effizient arbeiten können, benötigst du ausreichend Sauerstoff. Normalerweise wirst du in deiner Umgebungsluft keine Probleme haben, außer in einer Ausnahme, die wir selbst verbessert haben: dein Schlafzimmer. Viele Menschen (inklusive uns) schlafen bei geschlossenen Fenstern. Bei mir führt das Schlafen bei offenem Fenster oft zu einer Mandelentzündung, da ich dafür empfindlich bin. Als Lösung haben wir folgende Maßnahmen ergriffen:

- Fenster leicht geöffnet und Rollladen geschlossen mit minimalem Freiraum am unteren Ende.
- Verwendung von luftreinigenden Pflanzen.

Das klingt gar nicht so abwegig, oder? Pflanzen in der Natur filtern Kohlenstoffdioxid aus der Atmosphäre und wandeln es durch Photosynthese in Sauerstoff um, um die Luft sauber zu halten. Was passiert also in einem geschlossenen

Raum, in dem du idealerweise etwa acht Stunden schläfst? Ganz einfach: Dein Körper atmet mehr Kohlenstoffdioxid aus als er aufnimmt. Das liegt an unserer Atmung: Wir atmen nur 0,04% Kohlenstoffdioxid ein, aber ungefähr 4% aus. Das bedeutet zwangsläufig, dass unser Schlafzimmer mit Kohlenstoffdioxid geflutet wird. Pflanzen im Schlafzimmer kümmern sich selbstständig darum, dieses Kohlenstoffdioxid zu filtern und umzuwandeln. Es gibt spezielle Pflanzenarten, die besonders gut in Schlafräumen funktionieren. Die NASA hat eine Studie namens „NASA Clean Air Study" veröffentlicht, in der die luftreinigende Wirkung vieler Pflanzenarten untersucht wurde. Diese Studie war wichtig, um Raumstationen mit natürlichen Filtern auszustatten, die die Luft möglichst positiv für den menschlichen Organismus beeinflussen. Wir nutzen selbst folgende, pflegeleichte Sorten:

- Dracaena marginata (Drachenbaum): Filtert größtenteils Xylol, Trichlorethylen, Formaldehyd sowie Aceton – alles Substanzen, die man nicht einatmen möchte.
- Dypsis lutescens (Goldfruchtpalme): Filtert Formaldehyd, Xylol und Toluol.
- Chamaedorea elegans (Bergpalme): Filtert Benzol, Formaldehyd, Trichlorethylen, Xylol, Toluol und Ammoniak.
- Chlorophytum comosum (Grünlinie): Filtert Formaldehyd, Xylol und Toluol.

Mit diesen vier Pflanzenarten hast du tatsächliche Alleskönner in deinem Schlafzimmer: Sie filtern nicht nur deine ausgeatmete Luft und reinigen sie, sondern eliminieren auch effektiv Schadstoffe, wie die NASA in ihrer Studie festgestellt hat. Insgesamt verbesserst du damit das Raumklima, lieferst deinen gesunden Zellen gute

Umgebungsluft, um gesund zu bleiben und förderst somit deine Genesung bei deiner Erkrankung.

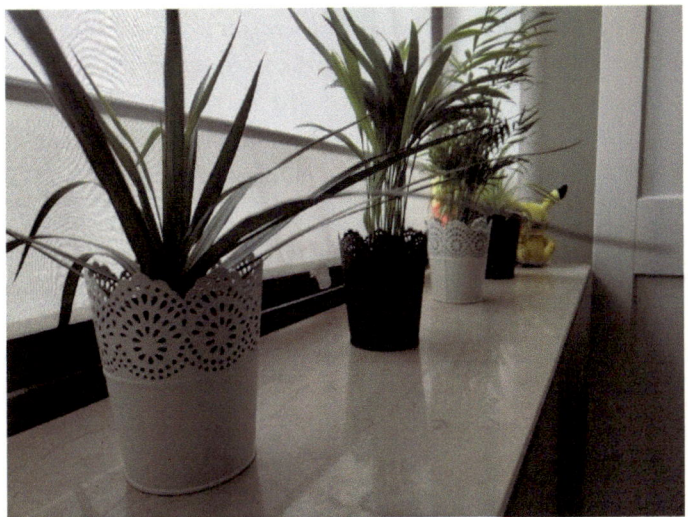

Abbildung 5 - Unsere Pflanzenarmee

PRIORITÄT 5: DEIN EQUILIBRIUM

Wir haben bereits über deine Seele und dein inneres Gleichgewicht gesprochen. Erinnere dich daran, was ich dir erklärt habe: Alles auf diesem Planeten folgt einem inneren Gleichgewicht. In der Physik wird dieses als „Equilibrium" bezeichnet. Wenn du einen Gegenstand auf einen Tisch legst, wirkt seine Gewichtskraft auf den Tisch, während der Tisch eine gleich große und entgegengesetzte Kraft ausübt. Dadurch ist die Summe aller Kräfte immer Null. Gerät dieses innere Gleichgewicht in deiner Seele aus dem Gleichgewicht, hat das negative Auswirkungen auf deine Genesung: Dein Sympathikus und Parasympathikus geraten aus dem Einklang, Hormone werden unkontrolliert ausgeschüttet, und du fühlst dich schlecht, ohne wirklich zu wissen, warum. Das beste Beispiel hierfür war Nadines Urlaub, von dem ich dir bereits erzählt habe. Als wir im Urlaub ankamen, fühlte sich Nadine unwahrscheinlich gut. Sie war weniger müde, voller Energie und konnte komplett abschalten. Am Strand fand sie ihr inneres Gleichgewicht und löste ihre emotionalen Spannungen. An ihren Onkologen: Es tut mir leid, aber ich bin meinem Gefühl gefolgt und hatte Recht, obwohl Sie uns geraten haben, nicht zu verreisen, aus Angst vor einer möglichen Infektion.

Ich möchte dir als Leser nahelegen: Nimm deine Gesundheit selbst in die Hand und hinterfrage auch manche Ratschläge deiner Ärzte. Sie können nur „allgemeine" Tipps geben, da es kaum Zeit für individuelle Betreuung gibt, insbesondere im Bereich der seelischen Gesundheit. Wenn du nicht so eine Frohnatur wie Nadine bist, kann auch ein Onkopsychologe helfen. Er kann mit dir sprechen und mögliche innere Konflikte herausfinden. Am Ende des Tages bin ich jedoch überzeugt, dass nur du selbst am besten weißt, was für dich gut ist. Du musst nur einen Weg finden, mit deiner Intuition zu kommunizieren.

Zurück zu deinem Gleichgewicht: Höre auf dein Inneres. Das gilt nicht nur für dich, sondern auch für die Menschen in deiner Nähe. In der Regel spürt dein Partner oder deine Partnerin, wenn etwas nicht stimmt. Dann liegt es an dir oder ihm/ihr, diesen Umstand zu verbessern. Was genau geheilt werden muss, hängt immer von der Ursache der Dysbalance ab. Gleichzeitig wichtig kann das Gefühl von Geborgenheit und Liebe sein. Denn letztlich ist die größte Waffe gegen diese bösartige Krankheit und die Angst, die sie verursacht, die Liebe zu anderen Menschen, Tieren oder Dingen. Es gibt unzählige Studien darüber, wie Zuneigung von Menschen und Tieren das Überleben von Krebspatienten verbessert hat. Warum das medizinisch so ist? Keine Ahnung. Ich glaube fest daran, dass diese Dinge unsere Dysbalancen wieder ausgleichen und somit unserem Seelenheil guttun. Das gleiche gilt für Humor und Lachen. Wenn du lachst, weiten sich deine Bronchien und deine Zellen werden regelrecht mit Sauerstoff geflutet. Also leg die Krimis beiseite und gönn dir eine schöne Komödie auf Netflix. Auch hieran siehst du, dass deine Seele, dein Geist und dein Körper immer ein Zusammenspiel bilden und miteinander interagieren. Mit drei Verbündeten an deiner Seite lassen sich böse Dämonen viel leichter besiegen, oder denkst du nicht?

Was uns selbst gutgetan hat, waren Wellnessangebote: Massagen und Saunabesuche, natürlich nur, soweit es der Körper erlaubt. Bei Massagen solltest du unbedingt mit deinem Masseur oder deiner Masseurin sprechen, wenn du einen implantierten Port hast. Es wäre nicht ratsam, darauf Druck auszuüben. Elemente wie Wasser und Wärme (Feuer) haben uns generell sehr geholfen.

Eine letzte Sache zum Thema Seele, die ich dir mitgeben möchte: Nadine hat ihren Knoten selbst gespürt. Das passierte, während ich das Mittagessen zubereitete. Sie rief aus der Dusche, dass ich sofort kommen solle. Dort zeigte sie mir den Knoten, den ich als verschiebbar empfand und dem ich keine große Bedeutung zuschrieb. Ehrlich gesagt, kam mir nie in den Sinn, dass etwas Bösartiges in ihrem Körper stecken könnte. Nachträglich sagte meine Frau, dass sie in diesem Moment genau wusste, dass etwas nicht stimmte und etwas Negatives passiert war. Sie konnte nicht erklären, warum, doch ihre innere Intuition sagte ihr, dass etwas Bösartiges in ihr wächst. Gleichermaßen sagte ihr diese innere Stimme, dass ihre Untersuchungen keine Hinweise auf mögliche Metastasen zeigen würden. Wie sie das erspüren konnte, weiß ich nicht, aber sie wusste es einfach. Zu keinem Zeitpunkt nach der Diagnose machte sie sich Gedanken darüber, ob sie gesund werden würde: Sie wusste es einfach. Obwohl wir diesen Punkt noch nicht erreicht haben, befinden wir uns aktuell auf der Überholspur, und ich vertraue ihrer Intuition blind. Ich glaube, dass all diese Intuitionen auftauchen, wenn man ein inneres Gleichgewicht erreicht hat und die Seele unbewusst spricht. Manche nennen es Bauchgefühl, und sie haben vermutlich recht, denn der Bauch kommuniziert auf Zell- und Nervenebene mit unserem Gehirn und ist vermutlich für unsere Intuition zuständig, die uns vor schlechten Entscheidungen schützen soll.

Kurz und knapp: Finde dein Gleichgewicht, nimm deine Gesundheit in die eigene Hand und höre auf dein Bauchgefühl!

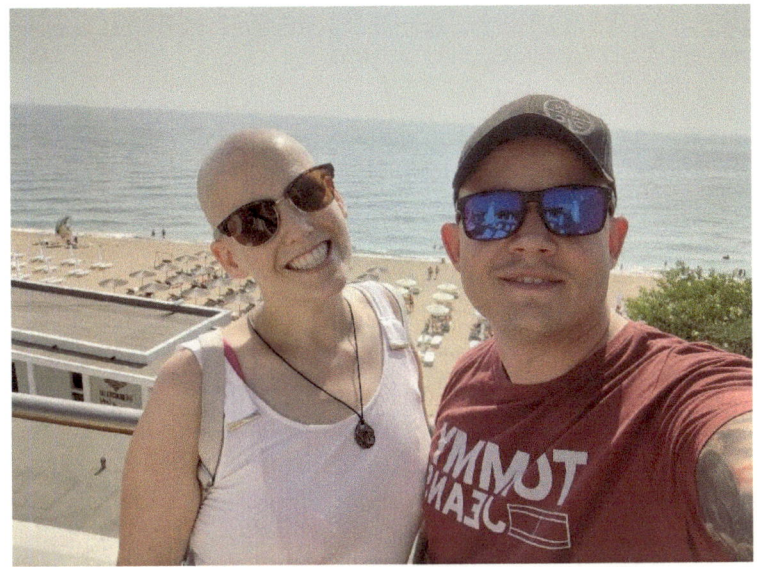

Abbildung 6 - Zwei Glatzen im Urlaub

PRIORITÄT 6: HIER KOMMT DER HOKUS – POKUS

An dieser Stelle verlasse ich die bisher bekannten und belegbaren medizinischen Bereiche und wende mich einem anderen Thema zu, das ich während meines Studiums kennengelernt habe. Kennst du das Doppelspalt-Experiment? Falls nicht, schau es dir einmal an. Im Wesentlichen geht es darum, dass Materie nicht ausschließlich aus Teilchen besteht, sondern auch Wellencharakteristiken aufweist. Dies steht im Widerspruch zur klassischen Physik, die bisher alles als Teilchen oder Welle angesehen hat und auf die unsere physikalische Mathematik ausgerichtet ist. Dennoch hat dieses Experiment deutlich gezeigt, dass Materie neben den klassischen Teilchen über einen Teilchen/Wellen-Dualismus verfügen kann. Das bedeutet konkret: Atome sind nicht nur Teilchen, sondern schwingen in einer bestimmten Frequenz. Wie bereits gesagt, wird dieses Gebiet derzeit noch intensiv erforscht, insbesondere durch die Quantenphysik.

Aber wie betrifft das deine Erkrankung? Wenn wir dieser Theorie folgen, bedeutet es, dass möglicherweise nicht nur deine Zellen gestört sind, sondern auch die Frequenz, in der sie schwingen. Leider ist dieser Bereich noch schwach erforscht, und ich kann nicht sagen, ob unsere Ansätze Erfolg hatten. Aber eines verspreche ich dir: Es wird dich entspannen.

Auf Spotify findest du unzählige Einschlafmusiktitel, die du beim Schlafengehen abspielen kannst. Wenn du nach „Mhz" suchst, findest du Meditation- oder Einschlafmusik mit unterschiedlichen Frequenzen. Ich kann dir nicht sagen, welche Frequenz besonders auf dich wirkt oder ob sie dich wirklich heilt. Hier sind wir tatsächlich noch im Bereich des Ungewissen. Was ich jedoch weiß, ist, dass bestimmte Frequenzen Nadine beim Einschlafen geholfen haben, und sie empfand es als eine Art „innere Meditation". Inzwischen gibt es auch professionelle Frequenztherapien, die angeboten werden. Wir haben diese selbst nicht ausprobiert, aber wenn es dir hilft, warum nicht? Grundsätzlich basiert die Theorie darauf, dass bei einer fehlerhaften Frequenz der Zellen diese mit einer Resonanzfrequenz geheilt werden können. Dieses Phänomen wurde nicht nur in der theoretischen Physik, sondern auch in der realen Welt beobachtet. Ein Beispiel dafür ist das Desaster an der Tacoma Narrows Bridge im Jahr 1940, als die Brücke durch Winde in Schwingungen geriet, die zu ihrer eigenen Resonanzfrequenz passten. Dadurch schaukelte sich die Schwingung auf und führte zum Kollaps der Brücke. Dieses Prinzip liegt auch der Frequenztherapie zugrunde: Die Resonanzfrequenz der malignen Zellen könnte zu ihrer Zerstörung führen. Es zeigt sich also, dass Phänomene, die wir nicht vollständig verstehen, dennoch in unserer realen Welt nachweisbar sind.

Probiere es doch einfach mal aus! Was hast du zu verlieren? Du musst sowieso schlafen. Genieße angenehme Musik. Mein Tipp: Achte auf die Länge des Titels. Es wäre wenig vorteilhaft, mitten in der Nacht zufällig von Slipknot oder einer anderen Metal-Band geweckt zu werden.

Es gibt auch interessante Experimente mit Wasser. Ja, Wasser! Masaru Emoto, ein japanischer Forscher, führte Experimente mit Wasser durch, indem er es verschiedenen Emotionen oder Musikrichtungen aussetzte. Anschließend gefror er das Wasser und beobachtete unter dem Mikroskop interessante Ergebnisse: Positiv behandeltes Wasser bildete die schönsten Kristalle, während z. B. Heavy Metal eher zu „zerrissenen" Kristallen führte. Ich kenne die Kontroversen um diese Experimente, aber im Internet findest du zahlreiche ähnliche Versuche, beispielsweise mit Reis unter dem Begriff „Love/Hate Rice Experiment". Ob Schwingungen von

Worten oder Musik tatsächlich Einfluss auf z. B. die Haltbarkeit von gekochtem Reis haben? Schwierig zu sagen. Die Experimente deuten auf einen Zusammenhang hin. Was ich damit sagen möchte: Die Wahrscheinlichkeit eines direkten Zusammenhangs zwischen Frequenzen und Materie scheint hoch zu sein. Also warum solltest du dich nicht mit angenehmen Schwingungen umgeben und eine Runde entspannen?

Versteh mich bitte nicht falsch: Auch ich hinterfrage viele Dinge kritisch und möchte in aller Deutlichkeit betonen, dass angenehme Musik keine klassische medizinische Behandlung ersetzt! Deute diese Passage lieber als mögliche Unterstützung mit wenig wissenschaftlicher Erforschung.

Kleiner Nachtrag zu genau diesem Thema, den ich während der Abschlussarbeiten an meinem Buch noch hinzufügen möchte: Erste Studienergebnisse zu einer „vibrierenden Pille" sorgen aktuell für Schlagzeilen. Diese wurde am MIT (Massachusetts Institute of Technology) entwickelt. Sie besteht aus einem kleinen Vibrationsmotor und einer Batterie, die wie eine normale Tablette eingenommen wird. Die entstehenden Vibrationen führen zu Schwingungen, die Rezeptoren ansprechen und so ein Sättigungsgefühl verursachen. Bei Tierversuchen fraßen die Tiere, die diese Pille eingenommen haben, im Durchschnitt 40% weniger Futter. Du siehst also: Wir nähern uns einer medizinischen Anwendung und der große Zweifel an diesem Thema wird mit Sicherheit irgendwann vergehen.

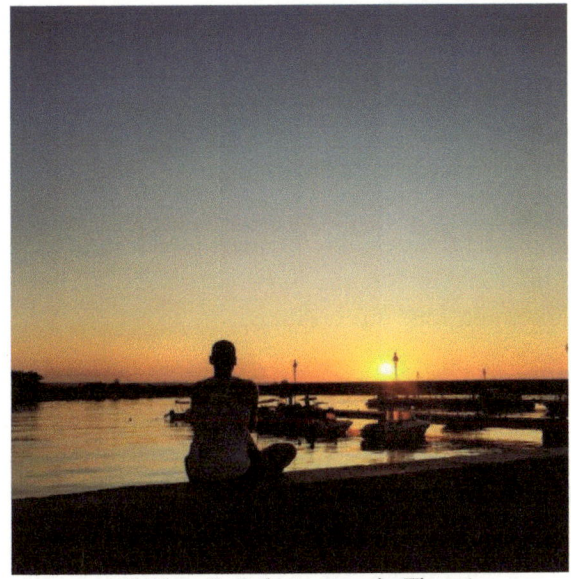

Abbildung 7 - Ruhe inmitten der Therapie

DIE OPERATION

In diesem Abschnitt werden wir den Bereich der Operation behandeln, der sich quasi zwischen deinen beiden Gefahrenmatrizen, die dich vor und nach der OP unterstützen sollen, befindet. Basierend auf eigenen Erfahrungen möchte ich dir einige wichtige Aspekte für den Operationstag mitgeben, damit du bereits im Voraus vorbereitet bist und weißt, was auf dich zukommt. Lass uns beginnen:

Ich werde hier den Verlauf einer brusterhaltenden Operation beschreiben, da eine Mastektomie für uns nicht in Frage kam. Nicht aus rein persönlichen Gründen, sondern weil uns die Ärzte erklärt haben, dass es angesichts von Nadines Ergebnissen „mit Kanonen auf Spatzen schießen" gewesen wäre. Obwohl Nadine zu Beginn eine Mastektomie wollte, haben sich die Ärzte dagegen entschieden, da es ihrer Meinung nach ihrem eigenen Berufsethos widersprochen hätte. Dieses Argument hat uns letztlich von der brusterhaltenden Operation überzeugt. Nicht ausschließlich aufgrund des bis zu diesem Zeitpunkt positiven Ergebnisses, sondern weil ein Arzt, der eine Brustentfernung durchführen würde, seinen ethischen Grundsätzen entgegenstehen würde. Während der Operation geschieht Folgendes: Einige Tage vor dem eigentlichen OP-Tag wird nahe dem Tumorgewebe Eisen-III injiziert. Alternativ dazu gibt es auch die Möglichkeit nuklearer Lösungen. Diese Chemikalie verteilt sich über die Lymphbahnen zu den nächstgelegenen Lymphknoten im Körper (bei der Brust typischerweise in der Achselhöhle). Kur vor deiner Operation selbst wird zusätzlich der ehemals eingesetzte Clip unter einer Mammografie mit einem Metallstab markiert, so dass die Ärzte während der Operation an der richtigen Stelle schneiden. Ein spezielles Gerät spürt während der OP die vor ein paar Tagen injizierte Chemikalie auf. Das Gerät reagiert in der Nähe der Chemikalie, was es ermöglicht, den Ort des oder der betroffenen Lymphknoten zu lokalisieren. Man spricht dabei von den „Sentinel" oder „Wächter" Lymphknoten. Es kann sich dabei um einen oder auch mehrere Lymphknoten handeln. Einige wenige davon werden während der Operation entfernt, um zu überprüfen, ob die Knoten befallen sind. Die Ärzte erhalten diese Information noch im Operationssaal, um gegebenenfalls weitere Knoten zu entfernen, falls Befall festgestellt wird. Idealerweise soll die Anzahl der entnommenen Lymphknoten so gering wie möglich gehalten werden, um potenzielle Probleme mit Lymphödemen zu vermeiden: Zum Beispiel, dass dein Arm aufgrund von eingeschränktem Lymphfluss regelmäßig anschwillt. Der ideale Fall wäre, dass die Wächter Lymphknoten frei von Krebszellen sind - ein äußerst positives Signal und eine ausgezeichnete langfristige Prognose!

Aber wie geht es mit dem Tumorherd selbst weiter? Nun, dieser wird mit einem bis drei Schnitten entfernt. Die Ärzte schneiden mit einigem Abstand um das eigentliche (ehemalige) Tumorgewebe herum, um sicherzustellen, dass alles entfernt wird. Anschließend werden pro Schnitt Drainageschläuche in die Brust gelegt und die Wunde vernäht. Dann geht es zurück aufs Zimmer! Das entfernte Gewebe wird anschließend pathologisch untersucht: Sind noch Krebszellen vorhanden? Falls ja, sind die Ränder des Gewebes frei? Wurde ausreichend entfernt oder ist noch etwas übriggeblieben? Falls notwendig, könnte eine weitere Operation erforderlich sein. Normalerweise liegen die pathologischen Ergebnisse 3 – 5 Tage nach der Operation vor. Im Idealfall können keine Krebszellen mehr nachgewiesen werden. Und da du dieses Buch gelesen hast, weißt du, was das bedeutet: Pathologische Komplettremission! Das wäre natürlich das Optimum und wird als bestmögliches Ergebnis deiner Therapie betrachtet! Wir haben bereits darüber gesprochen.

Nun liegst du auf deinem Zimmer und fragst dich vielleicht: Wie lange muss ich hier eigentlich bleiben? Ganz einfach: Bis es dir gut geht! Im Regelfall können Patienten nach einer brusterhaltenden Operation wie der von Nadine nach zwei Tagen das Krankenhaus verlassen. Es müssen dabei nicht zwangsläufig schon alle Drainagen entfernt worden sein - das hängt von der individuellen Heilung ab. Normalerweise werden diese nach einigen Tagen entfernt. Während der Heilungsphase wirst du einen speziellen BH tragen. Du kannst dir vorstellen: Wo Gewebe entfernt wurde, entsteht erst einmal ein „Loch". Dieses soll sich mit körpereigenem Gewebe von selbst füllen, da die Ärzte während der Operation nichts „einfügen". Der besagte BH soll dabei durch leichten Druck auf das Gewebe unterstützen, das Loch zu schließen.

Nachdem alle Schläuche entfernt wurden und dein Körper hoffentlich in ein paar Wochen geheilt ist, gratuliere ich dir zu einem der letzten Schritte: Du hast die Operation hinter dir! Sei unglaublich stolz auf dich. Ich bin es auf jeden Fall und begleite dich noch ein Stück weiter. Was passiert also jetzt nach der Operation?

TUMORGRADING NACH DER OPERATION

Operation abgeschlossen? Wunderbar. Das bedeutet zwangsläufig, dass dein entnommenes Gewebe und die entfernten Lymphknoten in der Pathologie geprüft werden. Und hier wirst du altbekannte Angaben wiederfinden. Ich nehme Nadine mal kurz als Beispiel (im Kapitel Remission kannst du unsere Geschichte genauer nachlesen): ypT0 ypN0 R0 L0 V0 Regressionsgrad nach Sinn et. al. 4 (tumorfrei). Ok, lass uns das Fachchinesisch mal aufdröseln:

ypT0 bedeutet:

- Y = Es fand eine neoadjuvante Therapie statt (typischerweise bei HER2 Karzinomen)
- P = Es handelt sich um einen pathologischen Befund nach einem chirurgischen Eingriff
- T = Tumorgröße (kennst du bereits)
- 0 - 4 = Kein Anzeichen eines Primärtumors; höchstens 2 cm; 2 – 5 cm; mehr als 5 cm; jede Größe mit direkter Ausdehnung auf die Brustwand oder die Haut

Die Bezeichnung gibt also an, inwieweit noch Tumorgewebe vorhanden ist.

ypN0:

- Y und P sind dir soweit bekannt
- N = Lymphknotenbefall
- 0 – 3 = Kein Lymphknotenbefall oder zunehmender Befall abhängig von der Lokalisation des Primärtumors

R0 L0 V0:

- R 0/I/2 = Gibt allgemein an, ob noch Tumor nach der Therapie übriggeblieben ist, also:
  - R0 = Kein Tumor nachweisbar
  - RI = Mikroskopisch nachweisbarer Tumor an den Schnitträndern
  - R2 = Makroskopischer Tumor oder Metastasen

- L 0/I = Beantwortet die Frage, ob deine Lymphgefäße befallen sind:
  - L0 = Keine Invasion
  - LI = Invasion der Lymphgefäße

- V 0/I/2 = Bewertet die Invasion innerhalb deiner Venen
  - V0 = Keine Invasion
  - VI = Mikroskopische Invasion
  - V2 = Makroskopische Invasion

Diese Einteilung hilft dir, dein pathologisches Endergebnis zu bewerten. Mit Regressionsgrad meint man folgendes (nach Sinn et. al.):

- 0 = Kein Effekt der Therapie
- I = Sklerose und zytopathische Effekte (zellschädigende Effekte)
- 2 = Minimaler invasiver Tumorrest (< 0,5 cm)
- 3 = Kein invasiver Resttumor
- 4 = Tumorfrei

Deine Ärzte werden dir deine Ergebnisse erklären. Es geht hierbei um die Abschätzung des Erfolges der Therapie: Wie wirst du weiter behandelt und wie sieht deine Aussicht aus, wenn es um Rezidive geht? All diese Fragen werden dir in einem Abschlussgespräch mit deinem behandelnden Arzt erklärt. Natürlich hoffe ich, dass du am Ende deiner Operation vollständig tumorfrei bist. Bis hierhin war es ein wirklich weiter Weg.

Bei uns persönlich hat das Ergebnis wirklich alles geändert: Aus dieser schlimmen Erkrankung mit so einem positiven pathologischen Befund rauszugehen, löste bei uns wirklich alle Blockaden. Ich fühlte wirklich, wie eine riesengroße Last abgefallen ist, auch wenn mir bewusst war, dass wir noch nicht am Ende der Therapie waren. Dennoch werde ich diesen zweiten Geburtstag von Nadine niemals vergessen: Der 21.11.2023 hat wirklich alles geändert.

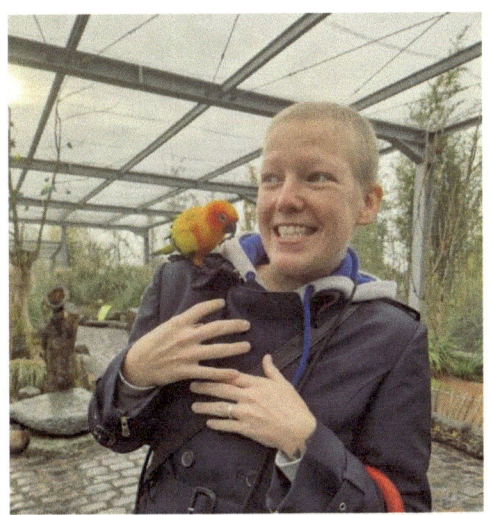

Abbildung 8 - Kurz vor der OP: Die Haare wachsen wieder

DEINE GEFAHRENMATRIX NACH DER CHEMOTHERAPIE UND OPERATION (ADJUVANT / POSTOPERATIV)

Du hast also deine Operation hinter dich gebracht. Herzlichen Glückwunsch! Ein großer Teil deiner Behandlung ist abgeschlossen, und du näherst dich dem Ende dieser Reise, von der du vermutlich lieber verschont geblieben wärst. Ich hoffe von Herzen, dass du eine vollständige pathologische Remission erreicht hast. Sollte das nicht der Fall sein: Keine Panik! Das ist kein Weltuntergang. Insbesondere bei hormonrezeptorpositiven Karzinomen ist das keine Seltenheit. Das ist jetzt kein Grund, den Kopf hängen zu lassen, denn auch nach der Operation und der Chemotherapie wirst du weiterhin behandelt.

Warum betrachten wir also deine Gefahrenmatrix nach der Operation und der Chemotherapie? Mit „postoperativ" ist die Zeit nach deiner Operation gemeint. Die Antwort ist einfach: Deine Risiken ändern sich ein wenig und erfordern zusätzliche Maßnahmen. Diese zusätzlichen Risiken und Schritte möchten wir nun gemeinsam betrachten.

Grundsätzlich gilt: Alles ab Priorität 2 deiner vorherigen Gefahrenmatrix bleibt weiterhin wichtig! Denke nicht im Traum daran, deine Essgewohnheiten wieder auf den alten Stand zurückzufahren. Im schlimmsten Fall könntest du dieselben Umstände heraufbeschwören, die zu deiner Erkrankung geführt haben. Bitte sei vorsichtig! Doch lass uns nun Priorität 1 genauer betrachten: Deine Chemotherapie ist abgeschlossen und die Medikamente haben hoffentlich potenzielle Krebszellen eliminiert. Du bewegst dich jetzt weg von der Gefahr des Tumorgewebes hin zur Möglichkeit eines Rückfalls, eines sogenannten Rezidivs. Ich habe dir bereits gesagt, dass die Wahrscheinlichkeit nicht so hoch ist, wie es sich anhört, aber ich habe eine Überraschung für dich: Du kannst diese Wahrscheinlichkeit weiter verringern! Genau das möchte ich jetzt mit dir durchgehen.

Bedrohtes Objekt / Subjekt	Wirkung	Priorität	Maßnahmen
Gesunde Zellen	Wiederauftreten von malignem Tumorgewebe oder Metastasen	I	Medizinisch: Bestrahlung und weitere Therapien
Gesunde Zellen	Wiederauftreten von malignem Tumorgewebe oder Metastasen	I	Intensivierung bereits durchgeführter Maßnahmen

Wie gesagt: Die anderen Maßnahmen, die wir bereits in deiner anderen Gefahrenmatrix abgeleitet haben, bleiben natürlich bestehen. Bitte, bitte, bitte nimm es ernst! Ich möchte nicht, dass du dieses Buch je wieder brauchst! Ich möchte auch kurz anmerken, dass es durchaus Tumore gibt, bei denen nach der Operation die eigentliche Chemotherapie erst anfängt oder weiter fortgeführt wird. Das entscheiden deine Ärzte bei den regelmäßigen Tumorkonferenzen, um die beste Behandlung für dich auszuwählen!

PRIORITÄT I: VERRINGERUNG DES REZIDIVRISIKOS

Also, wie reduzieren wir dein Rezidivrisiko? Im Allgemeinen hängt die Wahrscheinlichkeit eines Rückfalls von den bereits erwähnten Risikofaktoren deines Tumors ab. Statistisch ist es relativ schwer zu messen. Unser Arzt sagte uns, dass jede zehnte Frau ohne Bestrahlung ein Rezidiv erleidet. Mit Bestrahlung wird dieses Risiko ungefähr halbiert. Du siehst also, dass das Risiko recht gering ist. Doch die erste Maßnahme zur Verringerung haben wir bereits erwähnt: Bestrahlung oder Strahlentherapie. Aber was genau bedeutet das? Im Allgemeinen bedeutet es, dass hochenergetische Strahlung gezielt auf deine Brust gerichtet wird, um mögliche verbleibende Tumorzellen zu zerstören und ihre Fähigkeit zur Vermehrung zu blockieren. Das führt zwangsläufig dazu, dass das Wiederauftreten eines Karzinoms massiv reduziert wird.

Diese Behandlung erfolgt in einer spezialisierten Klinik, wo du deinen individuellen Therapieplan erhältst. Im Allgemeinen wirst du wahrscheinlich täglich eine geringe Dosis Strahlung über einen Zeitraum von 4 bis 7 Wochen erhalten. Die Strahlentherapie beginnt normalerweise 4 bis 8 Wochen nach deiner Operation.

Wenn dein Tumor hormonrezeptorpositiv ist, ist es sehr wahrscheinlich, dass du nach Abschluss der Behandlung eine Art Erhaltungstherapie bekommst. Das bedeutet, dass du Medikamente erhältst, um weiterhin deine Sexualhormone zu blockieren. In den meisten Fällen wird Tamoxifen verschrieben. Dieses Medikament wird normalerweise für mindestens fünf Jahre verabreicht und reduziert das Rückfallrisiko signifikant (nach klinischen Studien um etwa 40 bis 50%). Selbst nach Beendigung der Einnahme bleibt das Risiko weiterhin reduziert. Klingt zu schön, um wahr zu sein?

Nun, du weißt ja: Jede Medaille hat zwei Seiten. Und auf der zweiten Seite stehen die Nebenwirkungen.

Hitzewallungen, vaginale Trockenheit, Stimmungsschwankungen, Gewichtszunahme und Übelkeit können auftreten, müssen aber nicht. Das gilt auch für das erhöhte Risiko von Gebärmutterkrebs, Blutgerinnseln oder Netzhautschäden. All das KANN passieren, muss aber nicht. An die Hitzewallungen hast du dich vermutlich ohnehin schon (hoffentlich) gewöhnt.

Zusätzlich können dir deine Ärzte Zoladex verschreiben. Das ist ein Medikament, das deine Eierstöcke blockiert, damit kein Östrogen produziert wird. Dieses Medikament kennst du wahrscheinlich bereits aus der Zeit während der Chemotherapie, insbesondere wenn du noch im gebärfähigen Alter bist. Normalerweise wird dir eine Spritze verabreicht (alle paar Monate), die dieses Medikament abgibt. Auch hier geht man von einer Minimaldauer von zwei Jahren aus.

Wenn dein Tumor HER2-positiv ist, wirst du wahrscheinlich auch weiterhin deine Antikörpertherapie fortsetzen (du erinnerst dich an Trastuzumab und Pertuzumab). Die Medikamente bekommst du inzwischen möglicherweise in einer subkutanen Spritze namens „Phesgo". Dadurch verkürzt sich dein Aufenthalt in der Onkologie von mehreren Stunden auf fünf Minuten. Subkutan bedeutet, dass dir die Medikamente unter die Haut gespritzt werden. Sprich jedoch mit deinem Onkologen darüber: Nicht jede Klinik bietet diese Kombinationsspritze an. Unter Umständen ist dein Verlauf so positiv, dass die Antikörpertherapie adjuvant auf Trastuzumab reduziert wird. Das hängt jedoch von deinem individuellen Verlauf ab. Trastuzumab erhältst du übrigens ebenfalls als einzelne subkutane Spritze.

An dieser Stelle muss ich dir jedoch einen deutlichen Hinweis geben: Unser Gesundheitssystem ist heutzutage ein großes Wirtschaftsunternehmen. Das zeigt sich nicht nur im Rettungsdienst, wo heutzutage möglichst viele Transportscheine ausgestellt werden, sondern auch in der Behandlung von Patienten. Ich sage es dir einfach, wie es ist: Eine Medikamentengabe durch deinen Port oder über deine Vene dauert mindestens eine Stunde. Die subkutane Spritze hingegen benötigt nur etwa fünf Minuten. Jetzt mag der gesunde Menschenverstand (der ausschließlich das Wohl des Menschen im Blick hat) sagen: „Perfekt – die subkutane Gabe macht völlig Sinn." Das ist zwar richtig, aber gleichzeitig unterliegen die Mitarbeiter im Gesundheitssystem einem wirtschaftlichen Druck. Behandlungen müssen Gewinn abwerfen, damit Kliniken weiterhin betrieben werden können. Daher wird dein Arzt nicht unbedingt erfreut sein, wenn du darauf bestehst, deine Medikamente subkutan verabreicht zu bekommen. Ich mache diesen Menschen keinen Vorwurf! Im Gegenteil: Ich halte unser privates Gesundheitssystem für grundlegend falsch, und die Leidtragenden sind neben den Ärzten, die diesem wirtschaftlichen Druck ausgesetzt sind, auch die Patienten. Wenn du also deine Zeit in der Onkologie verkürzen möchtest, solltest du auf die subkutane Gabe bestehen. Ärzte können diese Gabeform ohne medizinischen Grund nicht ablehnen. Sprich jedoch in einem vernünftigen Ton mit den Ärzten; auch sie haben einen starken beruflichen Ethos im Herzen.

Während ich dieses Buch schreibe, entwickeln sich fortlaufend neue Therapieansätze für Brustkrebspatienten. Daher möchte ich ein kleines Update geben: Aromatasehemmer zeigen besondere Wirksamkeit bei postmenopausalen Patientinnen. Diese Medikamente blockieren die Produktion des Enzyms Aromatase, das für die Umwandlung von männlichen Hormonen (Androgenen) in weibliche Hormone (Östrogene) verantwortlich ist. Da Östrogene bei einigen Formen von Brustkrebs das Tumorwachstum fördern, helfen Aromatasehemmer dabei, den Östrogenspiegel im Körper zu reduzieren. Aus diesem Grund wird es möglicherweise Teil deiner adjuvanten Therapie sein, besonders wenn du dich bereits in den Wechseljahren befindest. Auch hier wird dich dein Doc aufklären.

Wir hatten bereits über körperliche Aktivitäten gesprochen. Ich weiß, dass Sport während der Chemotherapie sehr schwierig ist, aber nach der Behandlung wird dieser Aspekt umso wichtiger. Denn ich habe eine Überraschung für dich: Je nach Studie geht man davon aus, dass du durch regelmäßige Bewegung dein Rezidivrisiko um weitere 20 bis 40% senken kannst. Es gibt sogar Studien, die eine Senkung um ganze 50% vorhersagen, aber diese Prozentsätze sind natürlich mit Vorsicht zu genießen, da sie nie deine individuelle Situation widerspiegeln. Wenn wir ohnehin von einem eher geringen Rückfallrisiko ausgehen, kannst du also durch regelmäßige körperliche Aktivität aktiv deine Zukunft gestalten! Du hältst dich nicht nur körperlich fit, sondern reduzierst auch dein Gewicht, was erneut das Risiko senkt. Die American Cancer Society empfiehlt eine wöchentliche moderate körperliche Aktivität von 150 Minuten oder 75 Minuten intensiver Aktivität. Aber sei ehrlich: Du kannst viel mehr! Ab ins Fitnessstudio und trainiere dich gesund.

Du siehst jedoch, dass es schwierig ist, eine endgültige prozentuale Angabe zu machen, wie hoch dein Risiko ist. Aber das, was du mitnehmen kannst: All diese Maßnahmen, die ich erwähnt habe, werden in ihrer Gesamtheit dein Risiko massiv reduzieren. Ist das nicht schon ein überzeugendes Argument? Und vergiss nicht, deine geänderte Ernährung beizubehalten!

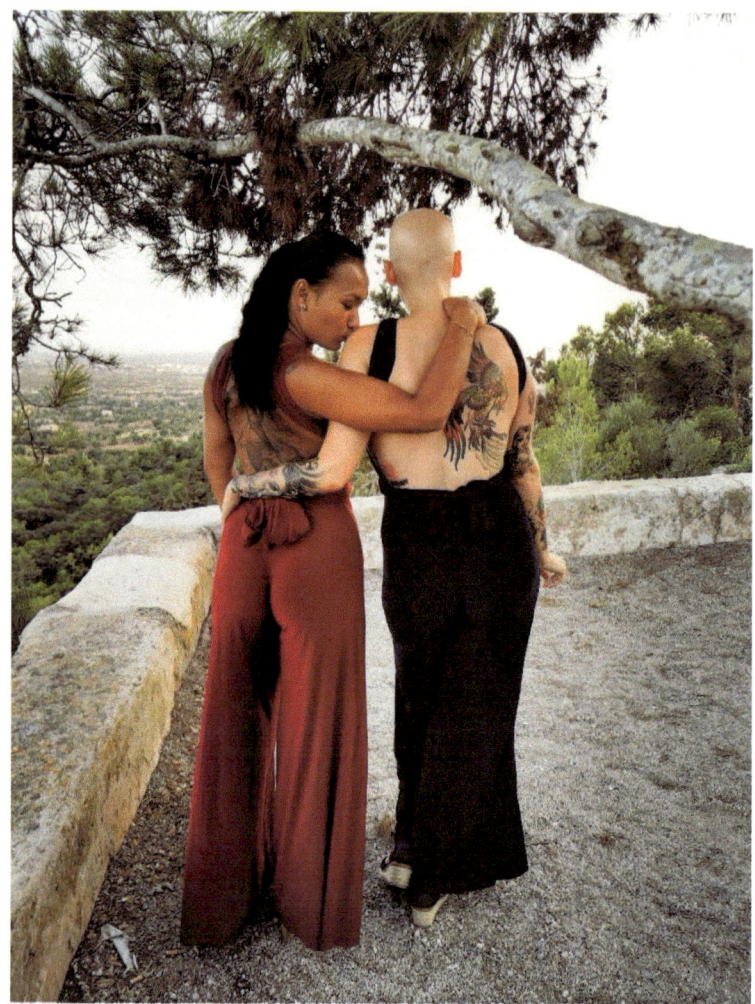

Abbildung 9 - Zur Erholung auf Mallorca

WEITERE MEDIZINISCHE ANSÄTZE

Um zu vermeiden, dass Ärzte und angehende Mediziner mein Buch in der Luft zerreißen, möchte ich natürlich auch noch über weitere medizinische Behandlungen sprechen, die allerdings mit eurem Arzt oder eurer Ärztin selbst abgesprochen werden müssen und nicht mit mir. Dennoch gibt es eine Vielzahl weiterer Ansätze, die dich bei deinem Kampf unterstützen können:

Immuntherapien haben das Ziel, eine Immunantwort des Körpers zu erzeugen, die sich gezielt gegen Krebszellen richtet, wie z.B. die Checkpoint-Inhibitor-Therapie. Die Eignung für diese Therapie wird individuell mit deinem Arzt erörtert. Dies verdeutlicht erneut: Nicht nur ich betone die Bedeutung des Immunsystems durch Ernährung und Ergänzungsmittel, sondern auch die moderne Medizin erkennt das enorme Potenzial, körpereigene Abwehrkräfte gegen bösartige Zellen zu mobilisieren.

Hast du schon von CAR-T-Zelltherapien gehört? Sie sind gelegentlich auch als T-Zelltherapie bekannt. Bei dieser Therapie werden T-Zellen entnommen und genetisch modifiziert, um gezielt Krebszellen anzugreifen. Diese Form der Behandlung wird normalerweise bei Lymphomen und Leukämien angewendet, aber auch für den Bereich des Brustkrebses wird derzeit geforscht. 2018 wurde eine metastasierte, als austherapiert geltende Patientin mit dieser Therapie geheilt. Nicht nur die Genetik der T-Zellen kann im Kampf gegen Brustkrebs helfen, sondern auch die künstliche Vermehrung von Zellen, die dann dem Patienten wieder zugeführt werden.

Ich habe bereits über Impfungen gesprochen: Insbesondere beim HER2-Subtyp werden diese derzeit intensiv erforscht und bereits an Menschen getestet. Die bisherigen Ergebnisse sind äußerst vielversprechend. Zahlreiche Nachrichtenartikel zu diesen Studien sind im Internet verfügbar. Selbiges gilt übrigens auch für TNBC. Gerade als ich dieses Buch abschließen wollte, wurden die ersten Studien positiv beendet zu potenziellen Impfstoffen, um ein Wiederauftreten zu verhindern.

PFLEGEGRAD, BEHINDERTENAUSWEIS UND REHA

Es gibt einige wichtige Informationen für dich: Je nachdem, wie es dir geht, kannst du einen Pflegegrad beantragen. Dieser dient dazu, einen festen Betrag monatlich zu erhalten, um deine finanzielle Belastung durch z.B. Medikamente oder andere notwendige medizinische Produkte zu verringern. Wir reden dabei z.B. bei Pflegegrad 2 von ungefähr 300€ pro Monat. Nadine hat ihren Pflegegrad über die Afilio GmbH online beantragt. Sie treten in Kontakt mit deiner Krankenkasse und übernehmen die Abwicklung, damit du möglichst wenig mit der ganzen Bürokratie zu tun hast. Anschließend wirst du nochmals vor Ort von einer sachkundigen Person beurteilt.

Zum Thema Behindertenausweis: Wir haben diesen noch nicht beantragt, aber du bist, je nach Prognose und durchzuführenden Maßnahmen, berechtigt einen zu besitzen. Dadurch erhältst du z.B. Steuererleichterungen. Was mich persönlich im Alltag jedoch immer wieder aufregt: Solltest du als krebserkrankte Person versuchen, einem Alltag nachzugehen und z.B. ein Konzert besuchen, brauchst du nicht darauf zu hoffen, dass die Gesellschaft dir sonderliche Zusatzrechte einräumt. Während Rollstuhlfahrer, vollkommen berechtigt, einen separaten Sitzbereich erhalten, musst du, auch wenn du durch deine Chemo geschwächt bist als kranker Mensch, dich unter das normale Volk stellen. Ich empfinde diese mangelnde Unterstützung als Unverschämtheit. Wir leben heutzutage in einer Gesellschaft, in der jeder sein eigenes Geschlecht aussuchen kann und es wird verlangt, dass jeder darauf Rücksicht nimmt. Bist du jedoch an Krebs erkrankt, kannst du Kurse zum Töpfern, Lieder singen oder Bildchen malen buchen und wirst von der eigentlichen Gesellschaft separiert. Möchtest du jedoch an einem gesellschaftlichen Alltag teilnehmen, so hat dir selbige nur eingeschränkt etwas zu bieten. Als Kontrast dazu: Bist du in den USA Krebspatient, so kannst du eine kostenlose Reise von Miami zu den Bahamas buchen, damit du ein paar Tage kostenlosen Urlaub erhältst. In Frankreich bietet man dir z.B. im Disneyland Paris ein Zusatzticket (auch Zusatzkarte genannt), so dass du nicht in Menschenmassen warten musst, weil man sich darüber bewusst ist, dass dein Immunsystem geschwächt ist. Zusätzlich darfst du eine Begleitperson mitnehmen. Eine offizielle Angabe an welcher Krankheit du erkrankt bist, möchte man da übrigens nicht wissen, weil man darauf vertraut, dass Menschen solche schlimmen Umstände nicht „faken". Eine medizinische Bescheinigung von deinem Arzt reicht da aus. Es ist jedoch an keine feste Form gebunden und an keinen Informationsgehalt. Ein Attest reicht jedoch nicht. Zusätzlich erhältst du mit einem Behindertenausweis Rabatte auf Tagestickets. So viel zu unserer fortschrittlichen, zuvorkommenden Gesellschaft in Deutschland. Bzgl. des Behindertenausweises selbst, solltest du dich mit deinem Arzt unterhalten. In der Onkologie und Brustzentren gibt es prinzipiell viel Hilfe in Bezug auf solche Themen. Allgemein kannst du deinen Ausweis nach deiner Brust OP beantragen. So sagte es zumindest der Arzt. Nach Informationen, die wir erst im Nachhinein bekommen haben, kann der Ausweis wohl auch bereits ab Diagnose mit histologischem Befund (also deinen Biopsie Ergebnissen) beantragt werden.

Solltest du, und daran arbeiten wir ja zusammen, deinen Krebs erfolgreich geheilt haben, so hast du Anspruch auf eine Rehabilitation. Dafür solltest du mit deinem behandelnden Arzt sprechen. Im Wesentlichen geht es darum, dich nach dem ganzen Erlebten, in ein ruhiges Umfeld zu bringen, damit du dich wieder auf dich selbst fokussieren kannst. Dafür gibt es Reha Zentren z.B. auf Sylt oder in schönen Berggebieten. Je nachdem, was für dich am besten ist, kannst du dich entscheiden alleine oder mit deinem Partner bzw. Partnerin diese Zeit zu genießen. Nimm sie in Anspruch und entspanne dich eine Runde. Wenn du die ganze Zeit überstanden hast, hast du dir nur das Beste der Welt verdient!

ZUSAMMENFASSUNG

Ist dir etwas aufgefallen? Vor deiner Erkrankung hattest du dich vermutlich nie intensiv mit dem Thema Krebs auseinandergesetzt. Das führt unweigerlich zur Annahme, dass das einzige Ziel und die einzige Gefahr darin besteht, dass deine Tumorzellen wachsen. Doch blicke nochmal über unsere Tabelle, und du wirst feststellen: Ja, ich muss mich mit Medizin um meine Tumorzellen kümmern und diese aktiv heilen, doch die meisten Probleme liegen innerhalb unseres Immunsystems. Dieses gilt es zu stärken, damit dein Körper von innen gesund werden kann. Erinnere dich an die erste Kontrolluntersuchung, von der ich dir erzählt habe: Auf dem Arztbrief steht bis heute „Sehr gutes Ansprechen auf erste Chemotherapie". Die Wahrscheinlichkeit, dass diese Chemo den HER2-Tumor innerhalb der ersten zwei Monate so stark verkleinert hat, lief gegen Null. Und doch ist es passiert. Nachweisbar, ob es unsere anderen Maßnahmen oder eine Reduktion auf eine Maßnahme waren, ist es nicht. Vielmehr bin ich fest davon überzeugt, dass die Summe aller Dinge, die wir umgesetzt haben, zu diesem tollen Ergebnis geführt hat. Das Schöne ist: Du kannst genau dieselben Ansätze nutzen und möglicherweise dein eigenes persönliches Wunder erleben. Die vorangegangene Tabelle und unsere Priorisierung mit Maßnahmen bieten dir einen ersten Angriff auf deine Erkrankung. Sollte es, je nach Tumorart, zu anderen Problemen kommen, bietet die moderne Medizin immer noch viele weitere Waffen in der Hinterhand, die erstmal nicht zum Einsatz kommen, sondern im fortgeschrittenen Verlauf genutzt werden. Es ist also nie alles verloren!

Denke bitte immer daran: Es handelt sich um eine komplette Ernährungs- und Lebensumstellung. Es hilft dir rein gar nichts, wenn du deine Krebszellen besiegst, in alte Muster verfällst und ein Rezidiv riskierst. Dein Körper reagierte in der

Vergangenheit auf irgendeine Tatsache (sei es Ernährung oder permanenter Stress) mit einem geschwächten Immunsystem und malignen Zellen. Nimm das ernst! Dein Leben muss sich nachhaltig verändern. Und ich garantiere dir: Du kannst ein erfülltes Leben führen, auch wenn du auf Steak und Milch verzichten musst. Die Natur bietet dir Alternativen, die wir einfach im Laufe unserer Zeit und in unserer westlichen Kultur vergessen haben. Fahr doch mal nach Osteuropa in den Urlaub und schau dir an, wie die Menschen sich dort ernähren: Du wirst erstaunt sein, wie viele Menschen noch selber Gemüse und Obst anbauen oder Viehzucht in kleinem Umfang betreiben. Es gibt einen Grund, warum die Krebszahlen in unserer Kultur explodieren. Kapitalismus, Größenwahn und Gewinnmaximierung dienen nur einer Bevölkerungsschicht: Den Reichsten der Reichen. Du bist dabei das Schlachtopfer, das zu Kreuze getragen wird, indem man dich mit Schund füttert und danach gutes Geld an deiner Genesung verdient. Perfider kann ein System kaum sein.

Zieh dir also heraus, was für dich sinnvoll erscheint. Hör auf deine innere Stimme, deine Intuition, nimm deine Gesundheit selbst in die Hand und stell noch heute deine Ernährung und deinen Lebensstil um. Ob Frau oder Mann: Schnapp dir dein Schwert, geh raus und kämpfe den besten Kampf deines Lebens! In zwanzig Jahren wirst du es dir selber danken.

Und wenn du denkst: „Mensch, der Tim erzählt hier nur Blödsinn.", dann hast du wenigstens Brennholz in Papierform erworben. Ich hoffe, ich konnte dir das ein oder andere Mal ein Lachen auf dein Gesicht zaubern.

NEBENWIRKUNGEN WÄHREND DER CHEMOTHERAPIE

Während der Chemotherapie wirst du verschiedene Nebenwirkungen erleben. Da meine Frau diese Probleme am eigenen Leib erfahren hat und sehr gut damit umgehen konnte, wird sie an dieser Stelle ihre Methoden und Tipps teilen (ich habe davon nämlich keine Ahnung, da ich ohnehin unter Haarausfall leide). Vergiss jedoch nicht, dass jeder Mensch anders ist. Wo der eine Übelkeit verspürt, hat der nächste möglicherweise Probleme mit seinen Nerven. Höre auf deinen Körper und reagiere darauf, was er dir zeigt.

ÜBELKEIT

Während deiner Chemotherapie wirst du zwangsläufig mit Übelkeit zu kämpfen haben. Die heutigen Chemos liefern dir schon während der Therapie zusätzliche Medikamente, die dieses Gefühl effektiv unterdrücken sollen. Bei der ersten Chemo hat es leider nicht vollumfänglich bei Nadine geklappt, weswegen sie das ein oder andere Mal über dem Eimer hing. Die übrigen Chemos hat sie sehr gut verkraftet. Folgende Maßnahmen sollen dir helfen, das Problem in den Griff zu bekommen:

- Nimm die verordneten Medikamente! Dein Onkologe oder deine Onkologin wird dir genau sagen, wann du welches Medikament zuhause einnehmen sollst, um deinen Magen zu beruhigen. Du wirst MCP, Tavor und viele andere Dinge in einer großen Tüte mit nach Hause bekommen und diese auch einnehmen!

- Schlaf: Tavor bietet dir tolle Möglichkeiten, dich in einen langen Schlaf zu versetzen. Gerade der erste Tag nach der Chemo war für Nadine schwierig, also hat sie sich selbst mit Tavor „abgeschossen". Dabei hat sie teilweise 17 Stunden am Stück geschlafen. Wer schläft, verspürt keine Übelkeit.

- Iss kleine Portionen und esse dann, wenn dein Körper es dir sagt. Jeder findet seinen persönlichen Superhelden, der ihm durch die Chemo hilft. Bei Nadine waren das einfach Kartoffeln. Sie hat sie gekocht mit etwas Salz und Pfeffer gegessen, wann immer sie Hunger hatte.

- An deine Angehörigen: Als Patient wirst du geruchs- und geräuschempfindlich. Starke Gerüche, wie z.B. beim Kochen, können Übelkeit auslösen, also achte auf geöffnete Fenster. Ich weiß noch genau, als ich Nadine einen Salat gemacht und Nüsse angebraten habe. Plötzlich stand sie mit ihrer Nase direkt am Fenster, da die Gerüche Übelkeit ausgelöst haben. Also sei einfühlsam als Partner oder Partnerin.

Allgemein ist das Thema Übelkeit aber nicht mehr so ein großes Problem wie früher. Du wirst lernen, damit umzugehen und einen Weg für dich finden.

Aber nimm deine Medikamente!

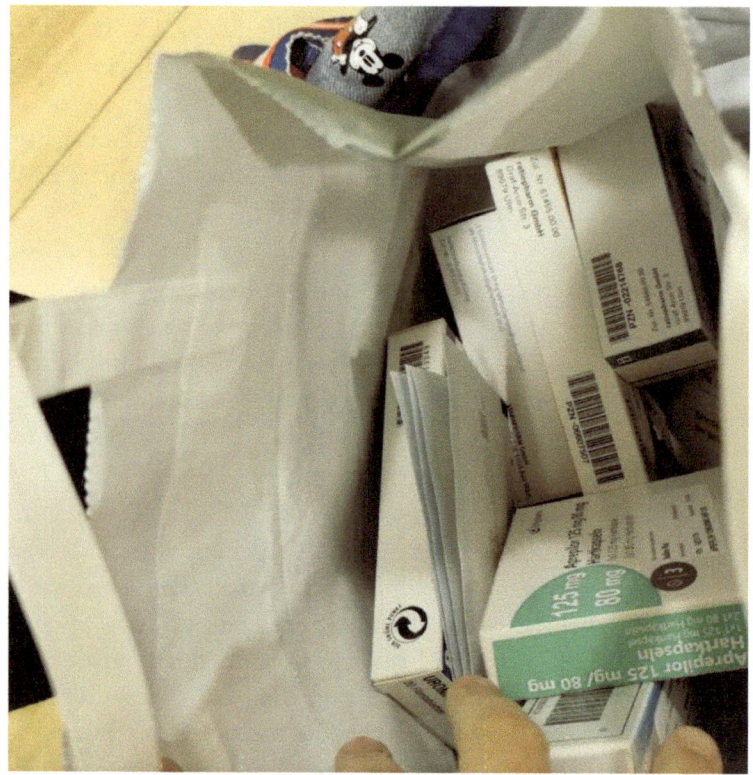

Abbildung 10 - Gemischte Tüte für 100€

MAGENKRÄMPFE UND REFLUX

Leider litt Nadine gegen Ende der Chemotherapie an starken Magenkrämpfen und saurem Aufstoßen. Diese Nebenwirkungen treten relativ häufig auf und können dazu führen, dass die Nahrungsaufnahme extrem erschwert wird. Ihr geholfen haben Pantoprazol und Gaviscon. Da diese Medikamente jedoch nur die Symptome lindern, aber nicht die Ursache selbst behandeln, hat sie zusätzlich Probiotika eingenommen, um die Darmflora zu erneuern bzw. zu unterstützen. Ich kann mir vorstellen, dass die vielen kleinen Bakterien im Darm nicht sonderlich erfreut sind, wenn sie permanent mit Medikamenten behandelt werden. Ich habe dir bereits etwas zu diesem Thema im Bereich der Nahrungsergänzungsmittel erzählt. Du findest die Produkte ohne weiteres im Internet.

GESCHMACK

Deine Geschmacksnerven sind während der Chemotherapie ein eigenes Thema. Manche Patienten bemerken keinen Unterschied, während andere gar nichts schmecken. Bei Nadine war es oft so, dass sie einen metallischen Geschmack im Mund hatte. Diese Nebenwirkung ist nicht ungewöhnlich. Die Medikamente können generell deine Geschmacksknospen beeinflussen, chemische Reaktionen hervorrufen, deinen Geruchssinn beeinträchtigen und deine Schleimhäute angreifen. Dieser Zustand ist nicht lebensbedrohlich, aber auch dafür hatte Nadine eine Lösung gefunden: Sie aß viele Salbeibonbons und trank immer Salbeitee, sobald dieser metallische Geschmack auftrat. Das half ihr, damit umzugehen. Du kannst selbst ausprobieren, was für dich am besten funktioniert und was nicht. Nadine hat viele Frauen in der Onkologie kennengelernt, die mit Hilfe von Salbei ihre Nebenwirkungen gut in den Griff bekommen haben. Die Bonbons und den Tee findest du in jeder Apotheke. Das Gleiche gilt übrigens, wenn ihre Mundschleimhäute angegriffen waren: Salbei hilft gegen Mundtrockenheit, Entzündungen und Hautirritationen. Es enthält entzündungshemmende Bestandteile, die zur Beruhigung der Schleimhäute beitragen können.

HAARAUSFALL UND PERÜCKEN

Haarausfall ist ein sehr persönliches Thema. Warum die Haare ausfallen, ist eigentlich ganz einfach: Die Chemotherapie wirkt direkt auf sich schnell teilende Zellen, zu denen auch deine Haare gehören. Deshalb werden zwangsläufig die Haare ausfallen. Medizinisch gesehen ist das kein Problem, aber für einige Frauen kann es kosmetisch gesehen eine Herausforderung sein. Ich verstehe das vollkommen. So ist Nadine damit umgegangen:

Als ihre Chemo anfing, hat sie sich die Frisur kurz geschnitten, um sich langsam daran zu gewöhnen. Eine Woche später hat sie sich dann ihre Haare weiter abrasiert (auf 3mm), da die übrigen Haare in Strähnen ausgefallen sind. Sie wollte selbst bestimmen, wann sie ihre Haare verliert, und nicht der Erkrankung die Kontrolle überlassen. Sie hatte einige Perücken bestellt, zuerst Kunsthaar von Amazon. Als sie jedoch bemerkte, wie hübsch sie auch ohne Haare aussah, hat sie diese zurückgeschickt. Du kannst auch ein Rezept bekommen, um dir eine maßgefertigte Perücke anfertigen zu lassen. Viele Onkologen oder Brustzentren haben entsprechende Anlaufstellen dafür. Am Ende musst du entscheiden: Glatze, Kopftücher oder Perücke. Entscheide dich für das, was dir guttut! Wir würden dich wahrscheinlich auch ohne Haare sehr hübsch finden. Aber bedenke: Leider gibt es Menschen, die auch bei einer Krebserkrankung keinen Anstand zeigen. Sei darauf vorbereitet.

Neben den Kopfhaaren können auch Augenbrauen und Wimpern ausfallen. Bei Nadine sind diese vorerst geblieben, aber sie hat sich vorbereitet, falls es doch passiert: Bitte vermeide invasive Maßnahmen wie Microblading während der Chemotherapie. Jeder Eingriff in deinen Körper belastet dein Immunsystem zusätzlich und kann zu Problemen führen. Das

Gleiche gilt für Tattoos: Keine neuen Tattoos, solange du noch Medikamente nimmst! Für deine Augenbrauen gibt es aber mögliche Alternativen, die Nadine vorbereitet hatte. Dabei werden die vorhandenen Augenbrauen mit einem Wachs vorbereitet und dann mit einem Stift „nachgemalt". Das Ergebnis sieht wesentlich natürlicher aus als gemalte Brauen aus den 80ern. Aus der Entfernung sieht man mit dieser Methode kaum einen Unterschied, und ich verstehe vollkommen, dass Frauen nicht ohne Augenbrauen herumlaufen möchten – man sieht einfach anders aus und hat diesen typischen „Chemo-Look". Es gibt für dieses Problem wirklich zahlreiche und unterschiedliche Möglichkeiten. Gegen Ende der Chemotherapie sind dann auch leider die Augenbrauen von Nadine ausgefallen. Aber wie bereits gesagt: Entsprechende Stifte haben über die schlimmsten Zeiten geholfen.

Bei den Wimpern ist es ähnlich: Wenn du magst, kannst du einen Kajal benutzen, um deine Augen etwas zu betonen. In vielen Online-Shops findest du zahlreiche Optionen, um schöne Augen zu zaubern. Nadines Wimpern sind gegen Ende der Chemotherapie erst aufgefallen, aber auch wieder zurückgekommen. Klebewimpern empfiehlt sie jedenfalls nicht, um die Haut nicht zusätzlich zu stressen.

Abschließend möchten wir dir den Kurs „Look good feel better" von DKMS Life empfehlen. In diesem Online Seminar wird Krebspatienten anschaulich gezeigt, wie man sich selber schminken kann, um die Folgen einer Chemotherapie erträglicher zu machen. Du bekommst zusätzlich ein kostenloses Schmink Set, um quasi direkt loslegen zu können. Der Kurs hat Nadine wirklich sehr gefallen und auch hier ein großes Dankeschön an die Menschen, die diesen Kurs ermöglichen! Es hilft und bedeutet betroffenen Erkrankten wirklich viel. Macht bitte weiter so!

Fragst du dich übrigens, warum auf dem Buch Cover eine kämpfende Kiwi abgebildet ist? Nachdem Nadine ihre Haarpracht meiner Glatze angepasst hat, wusste ich genau, warum sie immer über meine kurzgeschnittene Frisur gestrichen hat, denn genau dasselbe habe ich bei ihr auch angefangen zu machen. Und irgendwie erinnerte mich ihr Kopf an eine Kiwi. Also hieß sie von da an nur noch Kiwi als Kosenamen.

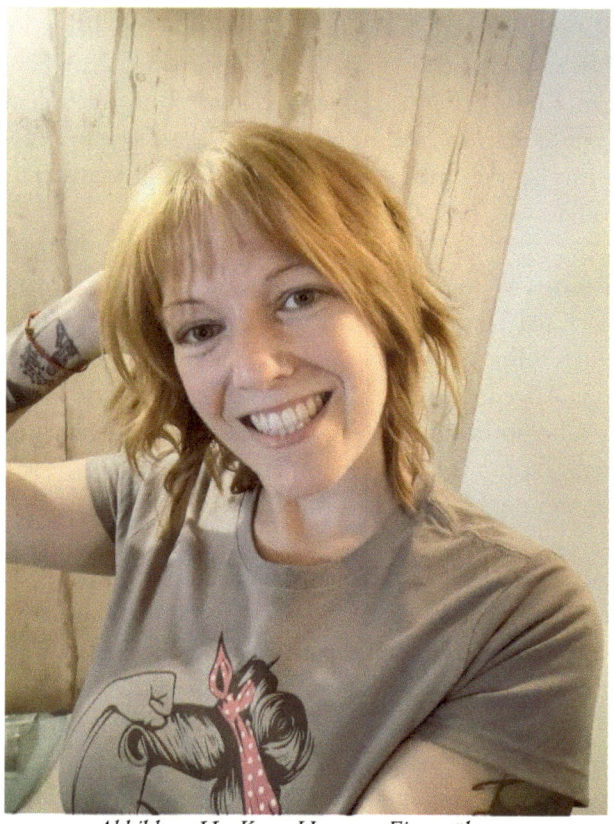

Abbildung 11 - Kurze Haare zur Eingewöhnung

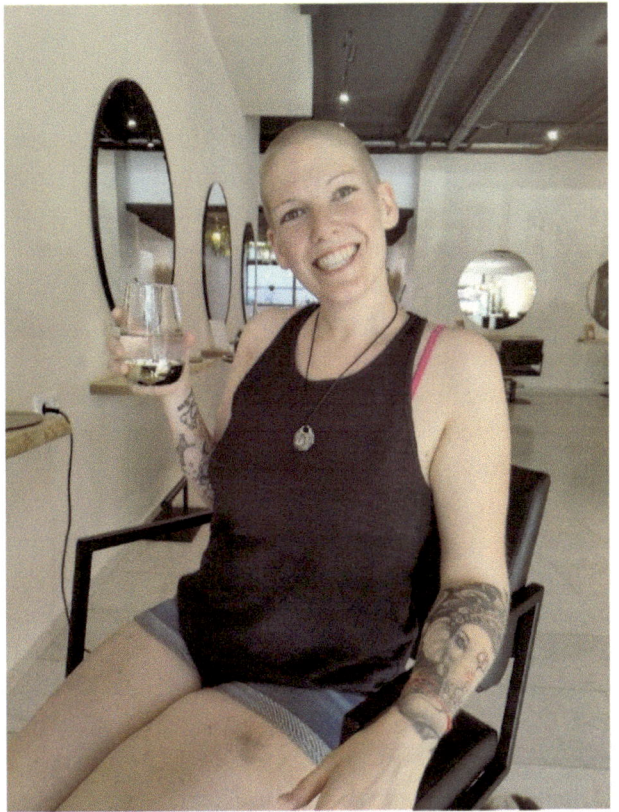

Abbildung 12 - Genauso hübsch ohne Härchen

Manche Mädels nutzen in der Onkologie übrigens Kältehauben, um die Haare zu schützen. Ob diese Maßnahme tatsächlich etwas bringt, kann ich dir nicht sagen, da wir es nicht ausprobiert haben. Aber wenn du das versuchen möchtest: Nur zu!

P.S.: Der blaue Fleck entstammt Nadines kläglichem Versuch, sich die Thrombosespritzen selber reinzujagen, aber hey: Jeder Mensch muss seine eigenen Erfahrungen machen. Wenn ich gebraucht werde, wird man mir schon Bescheid geben.

HAUTPFLEGE

Kommen wir zu deiner Haut: Deine Therapie wird unweigerlich Einfluss auf deine Schleimhäute und deine Haut haben. Sie kann sich verändern, austrocknen oder sogar wund werden. Doch auch dafür gibt es Tipps, die dir bei deiner Hautpflege helfen können. Zuerst einmal: Verwende sanfte Reinigungsmittel, die weder parfümiert noch alkoholhaltig sind. Halte deine Haut immer angenehm feucht, sobald sie anfängt auszutrocknen. Dafür gibt es gute Feuchtigkeitscremes, die du auftragen kannst. An dieser Stelle können wir Aloe Vera nur empfehlen.

Ein weiteres wichtiges Thema ist das Sonnenlicht. Deine Haut wird während der Chemo empfindlicher gegenüber UV-Licht, und das Letzte, was du jetzt gebrauchen kannst, ist ein ausgedehnter Sonnenbrand, der deinen Körper zusätzlich belastet. Solltest du also, entgegen der Empfehlung deines Arztes (so wie wir), an den Strand gehen, crem dich immer mit einem hohen UV-Schutz ein und vermeide direkte Sonneneinstrahlung. Bräunen kannst du vorerst vergessen: Ein Platz im Schatten ist sicherlich besser für dich. Nutze diesen und setz dich keiner zusätzlichen Gefahr aus!

Außerdem hat Nadine angefangen, eher lockere Kleidung zu tragen, besonders um die Brust herum. Keine enganliegenden oder unbequemen BHs mehr: Lass die Brüste einfach frei, damit sie nicht zusätzlichem Druck ausgesetzt sind. Gleiches galt aber auch für Hosen und Oberteile: Sie waren locker, damit die Haut nicht zusätzlich belastet wird.

Zu guter Letzt: Vermeide intensive Duftstoffe oder ätherische Öle, da diese die Haut reizen können. Natürlich wirst du nicht gleich umkippen, wenn du bei einem

Restaurantbesuch dein Lieblingsparfum aufträgst, aber dusche dich nicht jeden Tag damit. Hier gilt: Weniger ist definitiv mehr!

NAGELPFLEGE

Nicht nur deine Haare gehören zu den schnell wachsenden Zellen, sondern auch deine Nägel. Klassischer Nebeneffekt der Chemotherapie sind weiche und schwache Finger- und Fußnägel. Das geht so weit, dass diese sehr schnell sich umbiegen oder abbrechen. Nadine hat angefangen die Nägel möglichst kurz zu schneiden, zu feilen und Nagelhärter zu verwenden in Kombination mit härtenden Klebefolien (z.B. Maniko), die unter UV Licht ausgehärtet werden. Dadurch konnte sie die Problematik sehr gut in den Griff bekommen. Weiterhin kannst du zusätzlich Nagelöle verwenden, wie z.B. Jojobaöl, Kokosöl oder Olivenöl. Massiere das Öl sanft über Nagelhaut und Nagel selbst ein. Es wirkt stärkend. Sehr viel mehr Tipps kann ich dir zu diesem Thema leider nicht geben, da es nicht so ein großes Problem war, als das wir tausend verschiedene Dinge ausprobiert hätten.

WECHSELJAHRE

Solltest du einen hormonrezeptorpositiven Tumor haben, ist es sehr wahrscheinlich, dass deine Östrogenproduktion blockiert wird. Wenn du deine Wechseljahre noch nicht auf natürliche Weise erreicht hast, wirst du plötzlich die Nebenwirkungen spüren. Bei Nadine äußerte sich das durch merkwürdige Zwischenblutungen, angeschwollene Brüste und Hitzewallungen. Zwischenblutungen und angeschwollene Brüste sind eher selten und verschwinden meist nach ein paar Tagen. Bei den Hitzewallungen muss ich dir leider sagen: Bei Nadine traten sie mehrmals täglich auf, oft begleitet von einem schwitzenden Köpfchen und leichtem Unwohlsein. Anfangs war das für Nadine recht belastend, aber mit der Zeit hat sie gelernt, damit umzugehen. Manchmal legt sie sich einen nassen Lappen auf den Kopf, manchmal wartet sie einfach kurz ab. Die Häufigkeit der Hitzewallungen ist sehr unterschiedlich, aber sei darauf vorbereitet: Sie werden auftreten. Es klingt jedoch viel dramatischer, als es in Wirklichkeit ist.

KOPFSCHMERZEN, KOPFSCHMERZEN, KOPFSCHMERZEN

Während ihrer Chemotherapie hatte Nadine häufig mit Kopfschmerzen zu kämpfen. Es ist bekannt, dass die Medikamente zu einer Anämie führen können, einer Reduktion der roten Blutkörperchen (auch als Blutarmut bekannt). Dies führt dazu, dass Patienten während ihrer Chemotherapie oft blass und „krank" aussehen. Dies kann unter anderem Kopfschmerzen verursachen. Die Medikamente selbst sind ebenfalls eine Ursache für diese Nebenwirkungen. Dein Arzt wird dir entsprechende Gegenmittel verschreiben, um die Symptome zu lindern, aber manchmal können sie nicht vollständig vermieden werden. Sobald Nadine diesen blassen Zustand erreichte, hatte sie mit massiven Kopfschmerzen zu kämpfen. Anzeichen für diese Blutarmut sind blass aussehende Schleimhäute (z.B. Lippen) oder, wie es bei Nadine der Fall war, kalte Extremitäten und ein allgemeines Kältegefühl.

Was uns in dieser Zeit geholfen hat, waren warme Fußbäder. Nimm ein Behältnis, fülle warmes Wasser ein (aber kein kochendes Wasser) und tauche deine Füße hinein. Das führt zu einer verbesserten Durchblutung der Beine, des Bauches und des Beckens und fördert die Entspannung des Körpers.

Außerdem habe ich zu dieser Zeit etwas schärfer gekocht, indem ich Cayennepfeffer verwendet habe. Dies regt die Blutzirkulation an und bald hatte sie wieder Farbe im Gesicht.

KRIBBELN DER NERVENENDEN IN FINGERN UND FÜẞEN (NEUROPATHIEN)

Je nachdem welche Medikamenten, dir während der Chemotherapie verabreicht werden, können diese deine Nervenbahnen schädigen. Typischerweise treten diese Effekte bei zielgerichteten HER2-Therapien auf, insbesondere bei Trastuzumab oder bei Zytostatika, wie z.B. Paclitaxel. Diese Schädigungen können so weit gehen, dass du deine Finger nicht mehr benutzen kannst, und mal im Ernst: Du wirst deine Schreibfähigkeit bis zum Ende deines Lebens benötigen. Deshalb sollten wir dieses Problem irgendwie angehen. Hierfür gibt es zwei Ansätze, die wir genutzt haben:

Kältehandschuhe und Kühlsocken. Lege sie in dein Gefrierfach und nehme sie am Abend vor deiner Chemo heraus. Bewahre sie dann über Nacht im Kühlschrank auf und trage sie während der Chemo. Die Kühlung der Extremitäten bewirkt Folgendes: Die Blutgefäße ziehen sich zusammen und ermöglichen so nur eine geringere Blutzirkulation. Wenn du im Winter eine unterkühlte Person siehst, wirst du bemerken, dass die Hände oft bläulich aussehen. Das liegt daran, dass nicht genügend Blut in den Extremitäten zirkuliert. Aber warum möchte man diesen Effekt während der Chemotherapie nutzen? Je weniger Blut durch die Hände und Füße fließt, desto weniger Medikamente gelangen in die Finger und Zehen. Gleichzeitig bedeutet dies, dass die Medikamente weniger Schaden an den Nervenenden verursachen. Die Engstellung der Gefäße tritt dabei nur an den Stellen auf, wo du gezielt kühlst. Dort, wo die Medikamente wirken sollen, werden sie auch wirken. Ich habe bisher noch keine Frau gesehen, die absichtlich Kühlpacks auf ihre Brust gelegt hat. Vergiss nicht, sie nach der Chemo wieder abzunehmen! Sprich am besten mit den Pflegern oder Pflegerinnen in der Onkologie, wann sie welche Art der Kühlung empfehlen. Die Jungs und Mädels kennen sich am besten mit der praktischen Vorbeugung aus und haben die meiste direkte Erfahrung, da sie direkt an der „Front" bei den Patienten sind.

Das zweite kleine Wundermittel ist Cayennepfeffer. Er hilft dabei, Schmerzen zu lindern, die Blutzirkulation zu verbessern, um die Gefäße zu reinigen und die Nervenenden zu heilen sowie mögliche Entzündungen zu reduzieren. Nimm ihn entweder zu deinen Mahlzeiten ein oder mische ihn mit etwas warmem Wasser und trinke es. Empfohlen wird etwa ein halber bis ein viertel Teelöffel, zweimal täglich.

Übrigens: Falls du eine Schnittverletzung hast, kannst du einfach Cayennepfeffer darauf geben. Er stoppt die Blutung, indem er die Gefäße an dieser Stelle zusammenzieht. Verrückt, was die Natur alles kann, oder?

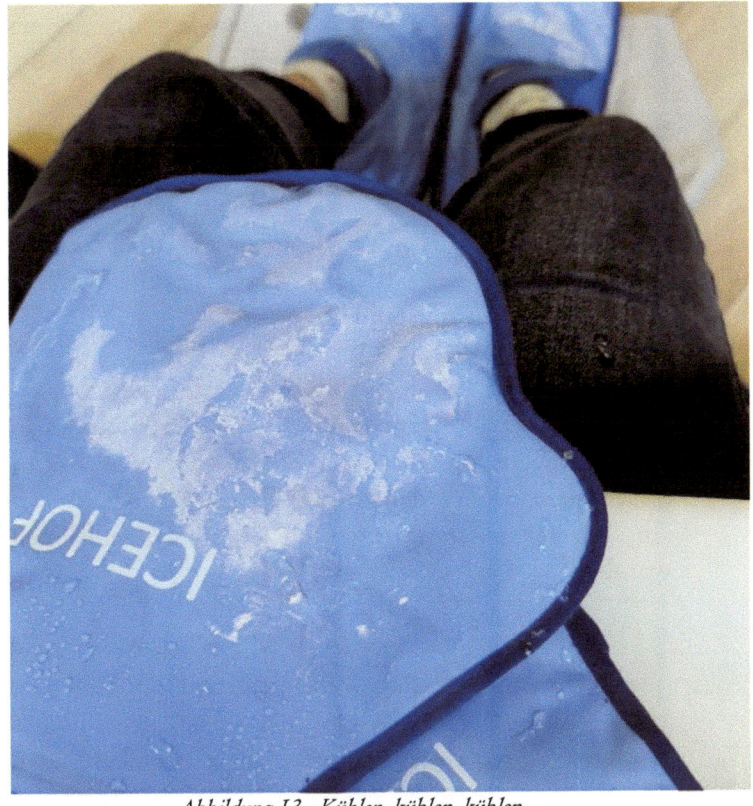

Abbildung 13 - Kühlen, kühlen. kühlen

SCHLAFSTÖRUNGEN

Schlaflosigkeit ist eine häufige Begleiterscheinung deiner Medikamente. Damit meine ich nicht die direkte Müdigkeit nach der Chemotherapie, sondern vielmehr den Verlust deines normalen Schlafrhythmus. Nicht selten schlief Nadine tagsüber ein, hatte aber enorme Probleme, abends einzuschlafen. Normalerweise ist sie jemand, der sich hinlegt und innerhalb von zwei Minuten einschläft (wie auch immer das funktioniert). Zusätzlich führt Kortison zu Problemen beim nächtlichen Einschlafen. Oftmals ist man dann tagsüber eher schläfrig und abends wach (wenn man das bei einem Krebspatienten so sagen kann). Natürliche Hilfsmittel können Melatonin oder CBD Öl sein. Melatonin ist ein Hormon, das normalerweise abends vom Körper selbst produziert wird, um Müdigkeit zu fördern. Wenn dieser Mechanismus gestört ist, kann die künstliche Zufuhr des Hormons unter Umständen helfen. Gleiches gilt für CBD Öl. Es wird aus der Hanfpflanze gewonnen, enthält jedoch nicht den berauschenden Anteil THC. Probiere es einfach mal aus.

Wenn wirklich gar nichts hilft - das war bei Nadine gegen Ende der Chemotherapie der Fall - können dir auch Medikamente helfen. In deiner Onkologie kannst du ohne Probleme ein Rezept dafür bekommen, doch sei vorsichtig. Wir haben zwei Arten von Einschlafmedikamenten ausprobiert:

- Mirtazapin: Eigentlich ein Antidepressivum, das auch zur Beruhigung und Förderung des Einschlafens verwendet werden kann. Nimm das Medikament am besten zwei Stunden vor dem Schlafengehen ein. Je nachdem, wie stark es auf dich wirkt, kann es jedoch sein, dass du am nächsten Tag ziemlich müde bist. Sprich mit deinem Arzt über die Dosierung und beginne mit einer niedrigen Dosis! In geringen Mengen hat es keine Auswirkungen auf deine Psyche und wird bei Schlaflosigkeit eingesetzt.

- Zopiclon: Auch Zopiclon ist verschreibungspflichtig und gehört zur Gruppe der Z-Substanzen, die kurzfristig bei Schlafstörungen verwendet werden. Zopiclon ähnelt den Benzodiazepinen. Du kennst diese Gruppe wahrscheinlich unter dem umgangssprachlichen

Namen „Benzos", da sie in lokalen Drogenkreisen beliebt sind. Das Medikament wirkt auf dein zentrales Nervensystem, ist hochwirksam und hat eine stark beruhigende Wirkung. Aber hier ist die Kehrseite: Bei längerer Anwendung (> 4 Wochen) kann es zu Abhängigkeit kommen. Sei also bitte vorsichtig damit! Niemand möchte, dass du in Zukunft auf der Suche nach Benzos bist. Es gewährleistet jedoch deinen Schlaf, allerdings mit möglichen Risiken.

ENTZÜNDENTE SCHLEIMHÄUTE / HAUT

Besonders gegen Ende der Chemotherapie hatte Nadine starke Nebenwirkungen an den Schleimhäuten und der Haut. Ihre Nase war permanent wund und blutete. Hautunreinheiten wurden zu einer täglichen Belastung. Natürlich muss man dazu sagen: Wenn das die einzigen Nebenwirkungen sind, hat man fast Glück gehabt. Aber auch diese negativen Auswirkungen können gemildert werden. Wir haben verschiedene Salben ausprobiert: Bepanthen, Kamillensalben und viele andere. Allerdings brachte keines der Präparate wirklich Erfolg. Sogar Nasenduschen mit medizinischer Kochsalzlösung haben wenig bewirkt, außer dass sowohl die Nebenhöhlen als auch die Nase komplett frei waren. Die Schleimhäute blieben jedoch ziemlich unbeeindruckt.

Schlussendlich hat uns Aloe Vera geholfen. Aloe Vera ist eine Pflanze, aus der viele Salben oder Gele hergestellt werden. Diese Gele kannst du auf betroffene Schleimhäute und Hautpartien auftragen. Reinige einfach die betroffene Stelle und trage anschließend Aloe Vera auf. Es wirkt besonders feuchtigkeitsspendend, entzündungshemmend, förderlich für die Heilung, schmerzlindernd und antimikrobiell.

Zusätzlich haben wir im Schlafzimmer einen Luftbefeuchter aufgestellt. Dieser soll während des Schlafes die Schleimhäute vor dem Austrocknen schützen. Gerade morgens hatte Nadine oft Probleme mit den Schleimhäuten in der Nase.

LIBIDO

Ein durchaus sehr persönliches Thema, doch ich möchte dich ein Stück weit vorwarnen: Während deiner Chemotherapie und ggf. künstlich herbeigeführten Wechseljahre wird deine Libido ein Stück weit eingefroren. Auch das ist erstmal kein lebensbedrohlicher Umstand, und du hast mit Sicherheit (zumindest war es bei uns so) andere Probleme, die im Moment Priorität haben. Doch was kann dir bei diesem Thema helfen?

Sprich mit deinem Partner! Erkläre ihm deine aktuelle Situation und deine Gefühle. Er sollte genügend Verständnis dafür haben, dass dieses Thema für eine Weile nicht im Vordergrund steht. Ansonsten wäre es ratsam, dein soziales Netzwerk genauer zu betrachten. Über Stressbewältigung und Ernährung haben wir bereits gesprochen: Auch das kann zu einer gesteigerten Libido führen, muss es aber je nach Medikation nicht zwangsläufig. Solltest du das Bedürfnis nach Intimität haben, dann probiere mit deinem Partner ruhig neue Sachen aus: Nehmt euch mehr Zeit füreinander, massiert euch und baut langsam körperliche Nähe auf. Experimentiere und schau, was bei dir wirkt und was nicht. Wenn dich das Thema wirklich stark belastet, so dass es einen großen Teil deiner Sorgen einnimmt: Sprich mit deinem Arzt oder deiner Ärztin. Das Thema ist in der Onkologie nicht ungewöhnlich, und euer Onkologe oder eure Onkologin kann euch Tipps geben, wie du möglicherweise auf medizinischer Ebene etwas gegen deine Unlust unternehmen kannst.

Eine einfache Lösung für das Problem kann ich dir leider nicht anbieten, da es hochgradig individuell ist. Natürlich führt Sex unweigerlich zur Ausschüttung von positiven Hormonen wie z.B. Oxytocin, Dopamin, Endorphine, Prolaktin und Serotonin. Diese Hormone haben einen positiven Einfluss auf deine Genesung, doch z.B. Oxytocin kannst du auch durch reines Kuscheln mit deinem Partner ausschütten. Wie gesagt: Probiere aus und schau, was funktioniert, aber setze dich selbst nie unter Druck! Und natürlich erst recht nicht von deinem Partner oder deiner Partnerin.

Zusätzlich ist es nicht selten, dass während einer Chemotherapie deine Schleimhäute angegriffen werden. Das bedeutet allerdings auch, dass es zu Scheidentrockenheit kommen kann. Nicht nur aufgrund der Medikamente selbst, sondern auch wegen möglicher künstlich herbeigeführter Wechseljahre. Ich bin sicher, dass du im Jahr 2023 entsprechende Mittel dagegen in jeder Drogerie finden wirst.

Nadine hat es charmant beschrieben: „Als würdest du auf einem nassen Stück Putenbrust herumklopfen."

Vielleicht konnten wir dich damit etwas zum Lachen bringen.

INFEKTIONSRISIKEN

Die größte Gefahr ist ein erhöhtes Infektionsrisiko. Prinzipiell ist dies die einzige Nebenwirkung, die massive Konsequenzen haben kann. Patienten während der Chemotherapie sterben nicht an Kopfschmerzen oder an Übelkeit, sondern an Infektionen, gegen die der geschwächte Körper nicht mehr ankämpfen kann. Ich gebe dir hier einen guten Rat: Meide anfangs große Menschenmengen. Und noch viel wichtiger: Sensibilisiere Freunde und Verwandte! Sie müssen dir dringend mitteilen, wenn sie sich krank fühlen, selbst wenn es nur das kleinste Räuspern ist. Halte dann dringend Abstand zu diesen Menschen. Leider konnten wir Infektionen nicht vollständig verhindern. Während der Chemotherapie erkrankte Nadine an Corona und Grippe. Doch auch diese „Nebenerkrankungen" hat sie toll gemeistert. Die Symptome waren dabei erträglich. Ich bin immer wieder erstaunt, was ihr Körper mitgemacht und überstanden hat.

Irgendwann haben auch unsere Freunde und Verwandten begriffen, dass sie uns fernbleiben müssen, wenn sie krank sind. So mussten wir zwar viele gemeinsame Abende absagen, aber das war allemal besser als ein erhebliches Risiko einzugehen. Und genau das solltest du auch deinen Liebsten nahebringen! Das bedeutet natürlich nicht, dass du dich komplett isolieren sollst. Wenn du dich bereit fühlst und dein Immunsystem stabil genug ist, kannst du natürlich wieder an gesellschaftlichen Veranstaltungen teilnehmen. Vielleicht aber nicht unbedingt an Orten, die ohnehin ein erhöhtes Infektionsrisiko aufweisen. Die Bahnhofstoilette ist also kein geeigneter Ort für dein erstes Konzert während der Chemo!

OFF LABEL

Was genau wird mit „Off Label" gemeint? Medikamente werden für spezielle Anwendungsgebiete genutzt, allerdings gelegentlich mit anderen Wirkungen, die auch für andere Symptome genutzt werden können. Diese Anwendung nennt man „Off Label Use". Ein simples Beispiel ist die Nutzung von Antidepressiva bei Schlafstörungen, da diese auch häufig sedierend wirken und schläfrig machen. Dieses Kapitel soll Zusatzinformationen liefern, die etwas „Off Label" vom eigentlichen Thema „Erstangriff" sind. Dennoch halte ich ein paar zusätzliche Worte für dich für sehr hilfreich. Der Inhalt ist aus meinen Erfahrungen entstanden, und ich hoffe, dass dir meine Worte weiterhelfen. Ich verlasse also ganz bewusst meine Person aus der Rolle des Einsatzleiters hin zu dem Menschen Tim, der in seinem privaten Umfeld und in seinem Inneren vermutlich genauso fragil ist wie jede andere Person, auch wenn ich das in bestimmten Situationen nicht nach außen zeige, um andere zu schützen. So eine Diagnose geht an niemandem spurlos vorbei.

ICH BIN ZERBROCHEN

Fangen wir mit etwas ganz Persönlichem an: Nach Nadines Diagnose bin ich zerbrochen. Während ich diese Zeilen schreibe, bin ich nicht derselbe Mensch wie vor der Diagnose, noch derselbe Mensch, der ich bei der Diagnose war. Ich hielt mich für einen mental starken Menschen, da ich bereits viele schwierige Situationen durchlebt hatte. Sei es mein Kampf, um bei der Berufsfeuerwehr anzufangen, oder meine eigene Erkrankung im Jahr 2022. Neben meiner Arbeit auf der hauptamtlichen Wache habe ich Zusatzschichten im Rettungsdienst gefahren, als Nebenjob, um während der Corona-Pandemie zu helfen. Leider erkrankte ich selbst sehr schwer. Es begann mit einer Mandelentzündung, einer COVID-Infektion, daraus resultierend einer Lungenentzündung und einer Vaskulitis, bei der die eigenen Venen quasi im ganzen Körper ausbluten. Es folgten rote Flecken am ganzen Körper, Rheumaschmerzen und ein einwöchiger Krankenhausaufenthalt. Zu diesen roten Flecken und der möglichen Vaskulitis gibt es inzwischen neue Erkenntnisse. Es gibt ein Video einer schwedischen Pathologin in einem ärztlichen Symposium, in dem sie über Obduktionen und pathologische Veränderungen nach der Corona-Pandemie spricht. Sie stellt dabei dar, dass sie inzwischen eine hohe Anzahl von Biopsien von jungen Patienten erhält, die meist an relativ großen Brustkrebskarzinomen erkrankt sind. Bei den Obduktionen bereits verstorbener Patienten war auffällig, dass sich gerade in den Herzgefäßen oft eine Vaskulitis manifestiert hat, die dann zu einem Ausbluten der Gefäße am Herzen selbst geführt hat. Entsprechend verstarben die Patienten. Die offizielle Todesursache war jedoch natürlich der Thrombus, der sich ebenfalls in den großen Herzgefäßen gebildet hatte.

Als ich im Krankenhaus ankam und der Arzt mich untersuchte, war dieser sehr feinfühlig meinem seelischen Zustand gegenüber (nicht). Er sagte mir im ersten Satz, dass meine Symptome auf eine Krebserkrankung hindeuten und er jetzt erstmal überprüfen müsse, wo sich dieser Tumor befindet und welche Chemotherapie die richtige Maßnahme ist. Ich habe fünf Tage auf meine Diagnoseergebnisse gewartet, mit dem Ergebnis: Kein Krebs. Fünf Tage pure Hölle. Abgelegt in einer Lungenkrebs-Etage mit terminalen Patienten, die mich jeden Tag daran erinnert haben, was mir vielleicht blüht. Diese Erkrankung hat bereits viel geändert, und ich befand mich im Frühjahr 2023 auf dem Weg der Besserung. Meine Lunge war voll von Läsionen, die ich über ein halbes Jahr bekämpft habe, um wieder Sport zu machen und vollständig einsatzfähig zu werden. Diesen Kampf habe ich gut angenommen und wurde verhältnismäßig schnell wieder gesund. Medikamente gab es nicht: Der Arzt sagte mir, ich solle mich ins Bett im Krankenhaus legen und abwarten. Wirklich etwas machen konnten sie nicht. Die einzige Hoffnung war, dass meine Organe nicht in dem Maße ausbluten, dass es zu einem Organversagen kommt und ich unweigerlich über den Jordan gehen würde.

Im Übrigen suche ich aktuell nach einer privaten Zusatzkrankenversicherung. Aufgrund dieser Vorgeschichte wurde ich bereits von drei Versicherern abgelehnt. Ich hoffe, diese Menschen haben während der Pandemie in ihren vier Wänden für uns Rettungskräfte geklatscht. So viel dazu: Gesellschaftliche Unterstützung braucht keiner von uns erwarten. Die nächste Pandemie findet also ohne mich statt. Bis keiner mehr übrig bleibt...

Im Mai 2023 kam es dann zu Nadines Diagnose. Das war der Punkt, an dem ich zerbrochen bin. Ich dachte immer, dass ich bei allen Problemen, die mir entgegengebracht werden, meinen Geist immer biegen könnte, ohne ihn ernsthaft zu gefährden. Doch erst wenn man seine eigenen Scherben wieder aufhebt und versucht, mühevoll zusammenzukleben, weiß man, was es tatsächlich bedeutet, an einer Herausforderung zu zerbrechen. Erst wenn man sich mit Gott streitet, weiß man, wie klein die eigene Stimme wirklich ist. Ich erinnere mich an den zweiten Tag nach der niederschmetternden Diagnose. Ich war todmüde und sagte Nadine, dass ich mich kurz in unser Bett legen würde. Als ich dort lag, sah ich all ihre Disney-Kuscheltiere (sie ist riesiger Disney-Fan) und mir wurde bewusst: Was, wenn der kleine Pooh Bär, der auf der Fensterbank des Schlafzimmers lag, nie wieder für uns beide seine Sprüche aufsagen würde? Wenn all diese süßen Kuscheltierchen ihre Magie verlieren würden, wenn Nadine nicht mehr da sein würde. Was würde aus mir und meinem

Leben werden, wenn mein Seelenverwandter nicht mehr neben mir liegen würde und ich alleine auf diesem Planeten bleiben müsste? In dem Moment habe ich angefangen, schrecklich zu weinen. Für eine Stunde. Das war der Moment, an dem ich zerbrochen bin. Meine Seele teilte sich und zersprang in alle Teile, die ich über mein Leben so mühevoll zusammengehalten habe. Nichts konnte diese neue, nackte, grauenvolle Realität zu diesem Zeitpunkt heilen.

Zwei Monate hat es gedauert, bis ich an dem Punkt war, an dem ich dieses Buch schreiben konnte. Ich habe Frieden mit der Situation geschlossen, weil ich schnell begriffen habe, dass hier noch gar nichts verloren ist. Ich habe mir immer wieder gesagt: „Timmy, keiner wird hier sterben. Ich werde nicht an meiner Frau versagen. Ich habe viele schreckliche Einsätze geleitet mit wundervollen Ergebnissen, und ich werde es nicht zulassen, dass meiner eigenen Frau etwas passiert. Ich werde nicht an meiner eigenen Frau versagen!" Wir sind Seelenverwandte, uns ähnlich und doch unterschiedlich. Da, wo ich eher der ruhige Typ bin, ist sie der Sonnenschein, den jeder liebt. Wo ich im Schatten wandere, ist sie immer das Licht, das mich durch die dunkelsten Stunden meines Lebens begleitet und mir den Weg leuchtet. Sie bedeutet mir alles, und ich könnte nie ohne sie existieren. Immer wieder tauchten bösartige Gedanken in meinem Kopf auf. Ich habe sie sofort in einem inneren Dialog niedergeschmettert, denn unser Körper folgt unserem Geist. Sobald innere Zweifel aufgekommen sind, habe ich unmittelbar geantwortet: „Halt deine Fresse! Ich will nichts mehr von dir hören. Niemand wird hier sterben." Mit der Zeit verschwand diese negative Stimme.

Ich habe übrigens immer gesagt, dass ich vermutlich meine Dreißiger nicht überleben werde, da ich immer sehr risikoreich gelebt habe. Ich hatte immer das Gefühl, dass ich in diesem Zeitraum sterben würde, doch es hat sich etwas anderes ergeben. Obwohl, eigentlich nicht: Eigentlich sind Nadine und ich in unseren dreißiger Jahren verstorben. Ich hätte meine Worte weiser wählen sollen. Wir beide hatten schlimme Diagnosen und mussten unser Leben anpassen. Unsere alten Welten existieren nicht mehr. Wir sind gestorben, um als Phönix aus der Asche aufzuerstehen. Und ich sage es gerne noch einmal: Eigentlich sollte sich niemand in unserem Alter mit solchen Problemen herumschlagen müssen.

Gleichzeitig zur Diagnose fingen zahlreiche körperliche Probleme bei mir an. Meine Nackenmuskulatur hat sich so sehr versteift, dass ich meinen Kopf nicht mehr drehen konnte. Ich hatte permanent Brustschmerzen, fühlte mich schlapp und litt ziemlich lange unter Spannungskopfschmerzen. All das habe ich meiner Hausärztin geschildert, und obwohl sie genau wusste, dass diese Symptome rein durch den Stress verursacht wurden, hat sie mir Überweisungen an zahlreiche Ärzte geschrieben, damit diese genauer nachsehen konnten. Selbstverständlich wussten wir beide, dass es in erster Linie darum ging, mich zu beruhigen und mir wieder Zuversicht zu schenken. Dafür danke ich ihr bis heute aus ganzem Herzen. Nachdem man mich gründlich untersucht hatte, sagte ein HNO-Arzt, der mich auf mögliche Erkrankungen meines Kehlkopfes untersucht hatte: „Herr Mai, Sie sind in guter körperlicher Verfassung. Gehen Sie nach Hause und kümmern Sie sich um Ihre Frau. Es wird alles gut." Diese Worte haben mir unheimlich gutgetan, und ich habe seinen Rat befolgt: Ich bin wieder nach Hause gefahren und habe alles in meiner Macht Stehende für meine Frau getan. Witzigerweise habe ich auf dem Parkplatz, bevor ich zu Nadine fahren wollte, eine Dame kennengelernt. Wir kamen ins Gespräch, und es stellte sich heraus, dass ihr Mann damals an Bauchspeicheldrüsenkrebs erkrankt war. Er selbst hat jedoch eine Komplettremission erfahren (sie weiß bis heute nicht warum) und verstarb im Zuge einer Operation. Über sie habe ich von dem Buch „9 Wege in ein krebsfreies Leben" erfahren. Zufälle gibt es, oder doch nicht?

Warum erzähle ich dir das? Zeig es deinem Partner. Er muss verstehen, dass man solche Situationen nicht „einfach so" akzeptieren und bewältigen kann. Wenn du meine Worte in den vorherigen Kapiteln gelesen hast, wirst du vielleicht denken, dass ich die ganze Situation souverän abgearbeitet habe, aber dieses Kapitel soll dir die Wahrheit zeigen. Keiner von uns überlebt solche Diagnosen. Danach sind wir andere Menschen, aber diese anderen Menschen haben immer noch die Möglichkeit, wirklich alles dafür zu geben, dass solche Erkrankungen geheilt werden. Und es ist als Partner oder Partnerin unsere verdammte Pflicht, alles dafür zu geben, dass unsere geliebte Person auch noch in 30 Jahren neben uns aufwacht und zu uns sagt: „Weißt du noch früher? Wie schwer die Situation war? Wir haben alles zusammen gemeistert." Man sagt, dass jeder Mensch zwei Leben hat. Das zweite beginnt, wenn man begreift, dass man nur eines hat.

Akzeptiere also die harte Realität, klebe deine Scherben Stück für Stück zusammen und arbeite ganz intensiv, um deine Genesung zu fördern. Du allein bist der Schöpfer deiner Zukunft. Alle Götter, alle Himmel, alle Höllen, sie wohnen in dir.

WILLKOMMEN IN DER HÖLLE

Bei allem, was ich dir bisher gesagt habe, möchte ich eine Sache nicht unterschlagen. Wenn es eine Hölle auf diesem Planeten gibt, dann ist es genau der Zustand, in dem du dich gerade befindest. Dein Leben ist aktuell nicht selbstbestimmt. Du befindest dich in einem ungewissen Zustand, der alles von dir abverlangt. Ich kenne dieses Gefühl und ich weiß, wie es dir geht. In den vorherigen Kapiteln habe ich versucht, alles zusammenzufassen, wie wir versucht haben, diese Hölle zu durchleben. Eines möchte ich dir sagen: Egal, wie du mit dieser Situation umgehst, du machst das verdammt gut! Ich bin stolz auf dich. Jeden Tag wirst du mit neuen Dämonen konfrontiert, die versuchen, dein Innerstes nach außen zu stülpen. An manchen Tagen habe ich eine Ohnmacht gespürt, die ich nie wieder erleben will. Doch im Moment ist es so, dass genau diese Situation noch nicht ausgestanden ist. Du verlierst Freunde, deinen normalen sozialen Umgang und an manchen Tagen auch deine Hoffnung. Gerade wenn du noch jung bist, sind Partys und soziale Interaktionen erst einmal ad acta gelegt. Um dieser Hölle nicht mit eigenen Augen zu sehen, werden Menschen aufhören, dich einzuladen, dich ignorieren, um selbst die Endlichkeit nicht begreifen zu müssen.

Doch neben all diesen Dingen ist der größte Dämon, dem du begegnen wirst, die Ungewissheit. Sie wird dir Nächte rauben, dich verzweifeln lassen und dir gelegentlich deine Hoffnung nehmen. Wir haben all diese Tage durchgestanden, und es werden weitere folgen, sofern wir unsere Therapie nicht abgeschlossen haben. Und auch danach bleibt nichts wie es war: Krebs ist eine chronische Erkrankung, die einer lebenslangen Therapie bedarf. Aus diesem Grund habe ich dir ja gesagt, dass du deine Ernährung dauerhaft umstellen musst.

Doch wo diese Dunkelheit vorherrscht, besteht auch immer das Licht. Wichtig ist, dass du dieses Licht der Hoffnung so oft wie möglich vor Augen führst, dass du es fütterst, es beschützt. Es wird dir die Kraft geben, die du brauchst, um diesen dunklen Ort zu durchschreiten. Ich weiß, dass nicht jeder Tag schön ist. Ich weiß, wie hart es ist und was von dir abverlangt wird. Dein Leben hat sich von jetzt auf gleich drastisch verändert, mit vielen Konsequenzen. Ich hoffe einfach, dass meine vorherigen Worte dir einen Weg aufgezeigt haben, um dein Licht zu füttern.

Und ich wiederhole mich nochmal: Ich bin stolz auf dich, dass du diesen Kampf angenommen hast und du auf dem Weg bist, deine persönliche Hölle zu durchschreiten. In Menschen, die diesen harten Weg akzeptieren und positiv bleiben, herrscht nichts anderes als das Gute.

Du. Schaffst. Das. Dein Köcher ist voll mit scharfen Pfeilen und du trägst dein eigenes Licht in der Hand. Nutze es und vertreibe die Dämonen mit deinem Licht der Hoffnung.

WAHRSCHEINLICHKEITEN

Hast du selbst schon einmal Wunder erlebt? Ich erzähle dir eine Geschichte über einen Einsatz, den ich geleitet habe: An besagtem Tag schalteten sich die Lautsprecher der Feuerwache ein, an der ich als stellvertretender Leiter tätig war bzw. noch bin. Das Einsatzstichwort war „Starkstromunfall". Anfangs sollte nur unser Rettungswagen ausrücken, jedoch hatte ich das Gefühl, dass der Vorfall größer sein könnte, und so rückte ich als Einsatzleiter mit dem Einsatzleitwagen aus. Mein Verdacht bestätigte sich: In einer größeren 25-kV-Anlage kam es zu einem Unfall einer Person, die bei uns als nebenberufliche Einsatzkraft tätig war. Mit 25 kV meine ich: 25000 Volt. In meiner gesamten Dienstlaufbahn habe ich noch nie eine Person erlebt, die mehr als 10000 Volt überlebt hat, egal, ob die Spannung automatisch gekappt wurde (durch Sicherheitsmechanismen) oder nicht. Die Wahrscheinlichkeit, 25 kV zu überleben, tendiert gegen Null. Es ist eigentlich schier unmöglich, dem Tod zu entkommen.

Und doch sprach die verunfallte Person mit mir. Nachdem wir unser erstes Monitoring mit einem EKG durchgeführt hatten, meldete mir unser Rettungsdienstpersonal zurück, dass der Patient einen regelrechten Sinusrhythmus hatte. Kurz erklärt: Ein ganz normaler Herzschlag mit normaler Frequenz und normalem Blutdruck. Es war zu sehen, dass der Lichtbogen in die linke Hand eingedrungen und auf dem Rücken wieder ausgetreten war, knapp am Herzen vorbei. Trotzdem war ein normales Herz in dieser Situation unmöglich. Es gibt für mich keinen kausalen, statistisch belegbaren Grund, warum dieser Mensch 25000 Volt ohne Folgen für das Herz überlebt hat. Klar: Der Arm war fürchterlich verbrannt, aber Narben erzählen Geschichten. Nachdem ich einen Rettungshubschrauber bestellt hatte und dieser gelandet war, haben wir den Patienten dorthin gebracht, und er wurde in eine spezielle Klinik geflogen.

Wochen später stellte sich heraus, dass sowohl das Herz vollkommen gesund war als auch der Arm gerettet werden konnte. Natürlich war der Genesungsprozess sehr schwierig: Viele Hauttransplantationen waren nötig und Nervenbahnen wurden geschädigt, jedoch in einem Ausmaß, das absolut tolerierbar ist. Unsere Rettungskette war zügig, alle haben gut gearbeitet, klar, aber dieses Ergebnis ist so erstaunlich gut, dass ich es bis heute als Wunder bezeichne. Ich weiß nicht, wer oder was in dem Moment aufgepasst hat, aber er, sie oder es hat einen unglaublich guten Job gemacht. Es hat uns die Grundlage gegeben, diesem Menschen effektiv und schnell helfen zu können, damit er auch noch in vielen Jahren gesund auf dieser Erde leben kann.

Ich glaube an Wunder. An eine andere Ebene, die wir als Menschen nicht sehen können. An etwas nach dem Tod und an Energien, die uns möglicherweise beschützen und über uns wachen. Anders kann ich mir diese Fälle nicht mehr erklären. Statistisch ist dieser Mensch an diesem Tag durch 25000 Volt gestorben. Faktisch lebt er. Gib dir selbst die Antwort, denn ich habe sie nicht. Ich weiß nur, was ich gesehen habe und was passiert ist. Ich erkenne Wunder an, wenn ich sie sehe.

Gleichzeitig empfehle ich dir das Buch, das ich bereits erwähnt hatte: „9 Wege in ein krebsfreies Leben". Dort werden Geschichten von Komplettremissionen veröffentlicht, die absolut unglaublich sind. Menschen mit Hirntumoren der Stufe IV, die mitten im Gehirn gewachsen sind, ohne Chance auf eine Operation. Diese Menschen sind heute geheilt, ohne Operation, ohne Chemotherapie, sondern mit anderen Ansätzen, wie z.B. einer radikalen Ernährungsumstellung. Was genau bei diesen Menschen zu einer Komplettremission

164

geführt hat, bleibt im Dunkeln. Es ist wenig erforscht und wird meist als „Spontanremission" abgestempelt. Doch hätte Herr Fleming damals die Petrischale ignoriert, die plötzlich keinen Pilz mehr aufwies, so wäre Penicillin niemals entdeckt worden. Was ich damit sagen will: Diese Remissionen haben sicherlich einen Grund, doch dieser bleibt uns (noch) verschlossen. Was wir aber beide machen können, ist die vielen Methoden, die ich in unzähligen Büchern extrahieren konnte, auf dich selbst anzuwenden. Und wie du siehst, ist das alles kein Hokus - Pokus, sondern nachweisbar wirksam gegen entartete Zellen.

Erinnerst du dich noch an die Geschichte, die ich dir über Nadines Bandscheibenvorfall erzählt habe? War es am Ende des Tages nur ein dummer Zufall mit niedriger Eintrittswahrscheinlichkeit, oder war es eine übergeordnete Maßnahme, um ihr die Entdeckung des Tumors im Anfangsstadium zu ermöglichen? Ich weiß, woran ich glaube, aber das musst du für dich selbst entscheiden.

Gib also nie die Hoffnung auf, bleib stark, klebe dich selbst zusammen und versuche alles in deiner Macht Stehende zu tun, um dein persönliches Wunder zu erleben. Du schaffst das! Ich glaube an dich!

Noch ein kurzer Nachtrag nach unserem Thailand Urlaub im Dezember 2023: Du weißt ja bereits, dass Nadine großer Disney Fan ist. Sie wollte schon immer einen kleinen Micky Maus Koffer haben, der sie auf den Reisen begleitet. Diesen wollten wir eigentlich in Thailand kaufen und nachträglich von dort wieder nach Deutschland mitnehmen. Leider kostete dieser Koffer zusätzliche 800€ Transport und wir verwarfen die Idee abermals. Doch es kam wie es kommen musste: In Thailand haben wir unsere Freunde zu einem Weihnachtsfest begleitet, das von Menschen veranstaltet worden ist, die uns fast ausschließlich unbekannt waren. Zur Bescherung wollten wir Wichteln, damit jeder eine kleine Überraschung erhält. Gesagt, getan: Jeder entnahm einen Zettel zufällig aus einem Korb mit einem Namen, dessen Geschenk er entsprechend erhalten sollte. Ratet mal was Nadine erhalten hat? Einen Micky Maus Koffer in Handgepäcksgröße, den wir ohne weiteres mitnehmen konnten. Sie zieht also auf einem Weihnachtsfest in Thailand mit wildfremden Menschen und einem zufallsbasierten Geschenk genau diese Art Koffer, den sie schon seit Jahren haben wollte.

Erzähl mir was du willst – ich bin fertig damit in allen Dingen pure Zufälle zu sehen.

SEELENHEIL

Was hat mir besonders in der Zeit als Angehöriger einer Krebspatientin geholfen? Ich wusste, dass ich nicht der Typ für eine psychologische Betreuung war. Viel wichtiger war es für mich, mich mit Menschen auszutauschen, die aktiv helfen wollten. Sie hörten mir zu, tranken das ein oder andere Bier mit mir und investierten Zeit in uns. Sie übernahmen die Rolle eines Psychiaters auf einer viel privateren Ebene, die uns kein Arzt hätte bieten können. Wir erfuhren von so vielen Menschen, die in ihrem Bekanntenkreis eine Person kennen, die ebenfalls an Brustkrebs erkrankt ist oder war, und in den meisten Fällen (mit Sicherheit 90%) ging es gut aus. Die Geschichten, die dabei erzählt wurden, waren immer wieder ein Hoffnungsschimmer am Horizont. Ein Ziel, auf das ich hinarbeiten wollte und mit voller Überzeugung mit Nadine zusammen erreichen würde.

Auch dir lege ich ans Herz: Unterhalte dich mit deinen Freunden und Liebsten. Doch sei dir auch gewiss: Es wird Menschen geben, die du bereits seit vielen Jahren kennst und die überhaupt kein Interesse mehr an dir oder der krebserkrankten Person haben. Davon kennen wir ebenfalls unzählige. Für mich sind diese Menschen gestorben und finden keinen Platz mehr in unserem Leben. Wer uns in schlechten Zeiten nicht begleiten möchte, braucht in guten Zeiten keinen Wein mit uns in unserem Haus zu trinken. Stattdessen haben wir neue Menschen kennengelernt, die Nadine bedingungslos unterstützt haben. Menschen, die uns einen Urlaubsplatz auf Mallorca angeboten haben, Menschen, die Nadine vor der Diagnose nicht einmal kannten und sie liebevoll umsorgt haben, um ihr diese schwierige Zeit so erträglich wie möglich zu machen. Menschen, die vom Blut her nicht unserer Familie angehören, aber unsere Familie sind, weil sie uns bedingungslos unterstützt haben und immer an unserer Seite waren. Sie haben für uns gekocht, uns mit dem Auto transportiert, bei Alltagsaufgaben geholfen. Diesen Menschen möchte ich von ganzem Herzen danken: Eure Zeit und Zuneigung, die Liebe, die ihr uns entgegengebracht habt, waren einer der Gründe, warum wir diesen harten Weg der Genesung bestreiten konnten.

Schreib also die Menschen, die nicht an deiner Seite stehen, ab: Sie helfen dir nicht. Sie sind Ballast und finden in deinem neuen Leben keinen Platz mehr. Fokussiere dich stattdessen auf diejenigen, die dir ohne Gegenleistung Hilfe anbieten. Sie sind deine Familie, dein Psychologe und deine Medizin zugleich.

Für mich selbst habe ich mein Seelenheil auf dem Motorrad gefunden. Wie ich dir schon sagte: Es war eine Art innerer Dialog für mich inmitten des Fahrtwindes. Ich reflektierte über das Erlebte, plante die nächsten Schritte und konnte mich wieder fokussieren. Sowohl bei uns in der Feuerwehr als auch im militärischen Bereich ist es manchmal sinnvoll, sich zurückzuziehen und neu zu organisieren. Man nimmt sich einen kurzen Moment der Ruhe, um alles Geschehene zu reflektieren und weitere Maßnahmen in Ruhe zu planen. Im Rettungsdienst nennt man diese Methode „10 for 10". Damit ist gemeint: 10 Sekunden Besprechung, um 10 Minuten der Behandlung zu verbessern. Genau dasselbe passiert, wenn du dich in dieser schwierigen Situation neu fokussierst.

RESILIENZ

Das Wort „Resilienz" habe ich bereits vor Jahren kennengelernt, ursprünglich aus dem US-amerikanischen Raum: „Resilience" wird dem Wort folgende Bedeutung zugesprochen: Widerstandsfähigkeit, Unverwüstlichkeit, Belastbarkeit, Zähigkeit etc. Heutzutage wird es leider vollkommen inflationär genutzt. Jeder Dödel auf dem Planeten denkt, er wäre einer der Stärksten auf dieser Welt, nur weil er dieses Wort nutzt und einen tollen Instagram Reel dazu erzeugt, wie er 10 kg Gewicht durch die Luft bewegt. Doch was es tatsächlich bedeutet und was man durchgemacht haben muss, um überhaupt daran zu denken, dass man sich selber diese Eigenschaft zuspricht, weiß so gut wie gar keiner.

Doch warum mag ich das Wort eigentlich so? Es ist für mich eine Steigerung der eigentlich inneren Willenskraft, einer Kraft, die ich in meinem Leben möglichst schnell aufbauen sollte, ansonsten hätte mich die Welt, so wie sie ist, verschlungen und ohne Rücksicht auf Verluste ausgespuckt. Und genau das hat sie auch getan: Als ich frischer Atemschutzgeräteträger in der Freiwilligen Feuerwehr war, bin ich meinen ersten Einsatz im Innenangriff gefahren. Mit Innenangriff meint man dabei das Vorgehen unter Pressluftatmer in das Innere eines Gebäudes, in dem immer noch ein Feuer vorhanden ist, z.B. zur Menschenrettung oder Brandbekämpfung. Das Ergebnis dieses Einsatzes war: drei tote Kinder und die verbrannte Mutter. Diese Stunden meines Lebens hingen mir einige Zeit nach. Die Welt hatte mich aufgefressen und mit einer Situation konfrontiert, die ich in meinen jungen Jahren (ich war gerade einmal 22 Jahre alt) nicht verarbeiten konnte. Als sie fertig war, all diese schrecklichen Dinge in meinem Kopf zu manifestieren, hat sie mich ausgespuckt und vor vollendete Tatsachen gestellt. Klar, du sagst jetzt vermutlich: Warum bist du nicht zum

Psychologen gegangen? Die Angebote sind doch da. Vergiss nicht: Der Einsatz ist einige Zeit her! Damals galt man noch als starker Feuerwehrmann, wenn man nicht über belastende Ereignisse gesprochen hat. Und noch eine Information, die du vermutlich so nicht wusstest: Solltest du durch einen Einsatz in der Freiwilligen Feuerwehr seelisch und mental erkranken und offiziell einen Psychologen aufsuchen, so war es das für dich mit der Berufsfeuerwehr. Bei der ärztlichen Untersuchung würde man sofort eine rote Flagge angezeigt bekommen, da man möglicherweise für den beruflichen Einsatz nicht widerstandsfähig genug sein könnte. Eine Absurdität, wie sie im Buche steht. Doch genau das ist unser System: Bürokratie und Akten zerstören so viel Potenzial, dass es eigentlich nur zum Schreien ist.

Zurück zu der Situation: Man hat sie aufgenommen, sich geschüttelt und hoffentlich nie wieder daran gedacht. Doch dieser Tag war anders. Er änderte etwas Fundamentales in mir: Das Vertrauen darauf, dass alle Situationen positiv gelöst werden können. Und jetzt kommt das Entscheidende: Es gibt zwei Arten mit solchen Erfahrungen umzugehen. Entweder du zerbrichst daran, oder du kämpfst dich zurück und baust eine innere Kraft auf, die ich gerne als Resilienz bezeichne, die dich fortan im Leben beschützt. Der Weg ist hart und schwierig und ich kann dir nicht genau sagen, wie du diesen Weg beschreiten kannst, weil er hochgradig individuell ist. Was ich dir aber versprechen kann: Diese Kraft liegt in dir! Du musst sie nur finden und trainieren, so wie du deinen Körper trainierst, wenn du einen Marathon laufen willst.

Nachdem ich also diese Resilienz aufgebaut hatte durch viel Sport, viele Gedanken und viele Gespräche, blieb ein restliches Problem: Wie kann ich mit meinen Traumata abschließen? Ich fand einfach keinen Weg, diesen Abschluss für mich selbst zu ermöglichen. Doch an meinem 30. Geburtstag hat sich für mich ein Weg gezeigt: Physischer Schmerz zur Trauma-Bewältigung. Du erschrickst vermutlich gerade und denkst: „Oh Gott. Hat der sich jetzt angefangen mit einer Peitsche auszupeitschen oder worum geht es hier?" Ganz locker bleiben. Es ist viel einfacher als du denkst.

Seitdem ich auf diesem Planeten rumwandere, habe ich eine starke Verbindung zur Kunst. Ich habe viel gezeichnet, egal ob mit Kohle oder Öl und war immer fasziniert von schönen, realistischen Kunstwerken. Meine Mutter hat mir diese Ader mitgegeben. An meinem 30. Geburtstag passierte folgendes: Meine Freunde haben mir einen Tattoo Gutschein geschenkt, da ich bereits einige Zeichnungen gemacht habe, die ich auf meinem Körper tragen wollte. Also prompt einen Termin gemacht und bald ging es los. Mein erstes Tattoo bestand aus zwei vollen Tagen (je acht Stunden) Hautpenetration direkt hintereinander. Und seitdem sind es viele mehr geworden. Irgendwann stellte ich mir die Frage, warum ich mir das eigentlich antue?

Ich habe die Antwort gefunden: Ich verarbeite Erlebtes mit diesen bunten Bildern auf meiner Haut. Der Prozess bis diese fertiggestellt sind, muss dabei weh tun. Es muss erhebliche Schmerzen verursachen. Nicht weil ich so sehr auf Schmerzen stehe, eigentlich ist das genaue Gegenteil der Fall, doch all dieser innere Schmerz von möglichen Traumata wird für mich durch die vielen Nadelstiche nach außen getragen und manifestiert sich in meiner Haut. Wenn dieser Schmerz durchstanden ist (und glaub mir: Manche Stellen tun wirklich weh!), dann löst sich der innere Schmerz immer wie von selbst auf, als ob er mir sagen wollte: Du hast genug gelitten. So habe ich meinen Weg gefunden, mit schweren Situationen umzugehen. Natürlich empfehle ich dir nicht, dich einfach in das nächste Studio zu begeben und dich kaputtzuhaken zu lassen. Was ich dir sagen will (und Achtung: Hier kommt der

Brückenschlag zu deiner Erkrankung) du musst einen Weg finden, diese schlimme Erfahrung, diese Angst und diese lebensverändernde Situation für dich irgendwann abzuhaken und in die Zukunft zu blicken. Du musst es schaffen, das Passierte zu verarbeiten, als Teil von dir zu akzeptieren und deine Schlüsse daraus zu ziehen. Für mich ist genau diese Fähigkeit, all das, was man mit dem Wort Resilienz ausdrücken will. Ich sage dir aber auch direkt: Die meisten Menschen verfügen über diese enorme Widerstandsfähigkeit nicht. Sie würden bei dem zerbrechen, was dir widerfahren ist. Doch hör mir genau zu: Du zerbrichst nicht! Du wirst deinen Geist und deinen Körper soweit stählen, bis diese schlimme Erfahrung für dich irgendwann nur noch ein grauer Schleier in deinem Leben ist. Doch Vorsicht: Vergiss es niemals! Das einzige, was wir als Menschen tatsächlich von dieser Welt mitnehmen, sind nicht materielle Dinge, sondern Erfahrungen. Nur ein Idiot würde diese Erfahrung nicht in etwas Positives umwandeln. Sieh dir dieses Buch an: Es ist rein aus der negativen Energie einer schweren Erkrankung entstanden. Ohne diese schlimme Erfahrung, würde es dieses Buch nicht geben. Du siehst also, dass du aus dreckigen, zerschlagenen Steinen, etwas Wundervolles aufbauen kannst. Etwas, das dich lehrt: Egal wie schwierig eine Situation ist, egal wie hart der Weg, egal warum es ausgerechnet mich getroffen hat: Ich bin stark genug, um alles, was diese Welt auf mich wirft, zu überleben. Ich formuliere es immer so: Ich schreie nicht nach Herausforderungen, aber ich werde nie, nie, nie davor zurückweichen! Keinerlei Chance! Und wenn diese Welt das eines Tages verstanden hat, wird sie mich und auch dich in Ruhe lassen.

VERSCHIEBUNGEN

Doch was machen wir nach einer überstandenen Krebserkrankung? Wir sind noch nicht an diesem Punkt, aber selbstverständlich machen wir uns auch darüber Gedanken: Wie geht es weiter? Was genau soll unsere Lehre aus diesem Kampf sein? Die Ansätze sind vielfältig, doch ein Punkt hat sich für uns bereits jetzt herauskristallisiert: Genieße das Leben und versuche deinen eigenen Stress auf ein Minimum zu reduzieren. Ich war immer sehr fleißig in meinem Beruf und habe viele Stunden auch nach meiner Dienstzeit unbezahlt gearbeitet. Ich schränke mich in diesem Bereich inzwischen ein, nicht weil mein Beruf mir nicht mehr Spaß macht, sondern weil mein Bewusstsein für das eigene Ende ein vollkommen anderes geworden ist. Ich bin einer der Glücklichen, der seiner Berufung nachgehen kann, aber ich bin an einen Punkt gekommen, an dem ich auch etwas von meinem Leben verlange und wenn das bedeutet, dass ich eben um 22 Uhr keine E-Mails mehr lese, dann ist es genau der richtige Schritt. Entspannung haben wir inzwischen immer wieder an Stränden und an warmen Orten gefunden. Aus diesem Grund suchen wir aktuell nach einer kleinen Auslandsimmobilie für uns, damit wir mehr Zeit zusammen am Strand verbringen können mit guten Restaurants, viel Lachen und gutem Wein. Vielleicht war das schon eine der Ableitungen, die wir aus der Erkrankung ziehen sollten: Mehr Zeit für uns, mehr Entspannung, weniger materialistische Gedanken und mehr Liebe und Zeit für uns und unsere geliebten Menschen, die uns geholfen haben. Oder aber wir finden in naher Zukunft auch noch andere Anhaltspunkte? Wer weiß? Wo auch immer die Reise hingeht: Wir werden alles dafür geben, die richtigen Rückschlüsse zu ziehen. Ob ich glaube, dass wir in der Vergangenheit etwas Negatives getan haben, um diese Erkrankung zu verdienen? Nein, überhaupt nicht. Nadine erklärt es sich folgendermaßen: Der liebe Gott hat einen großen Topf voller Scheiße, den er verteilen muss, damit er seinen großen Topf voller schöner Dinge nutzen kann, und er sucht sich die Menschen dafür aus, die mit solchen Situationen umgehen können und sie überleben und überstehen. Ich vertraue ihr und ihrer Intuition.

Für mich selbst habe ich den ersten Rückschluss in der Praxis gezogen: Ich wollte immer ein Buch schreiben. Ich glaube auch, dass ich viel erlebt habe und extrem viel Stoff hätte für ein weiteres spannendes „Ich erzähle dir von meinen Einsätzen"-Buch. Dieses habe ich zwar angefangen, doch bis dato nicht zu Ende geschrieben. Warum das so war, kann ich nicht sagen. Der Zeitpunkt fühlte sich einfach noch nicht richtig an. Stattdessen wusste ich, dass irgendwann der Tag gekommen sein wird, an dem ich über ein Thema schreiben werde, das mir sehr am Herzen liegt und einen positiven Effekt auf meine Mitmenschen haben wird. Aus diesem Grund hältst du das Buch gerade in deinen Händen. Und ich wünsche mir von Herzen, dass es dir in deiner Situation hilft!

TRÄUME

Hast du dich schon einmal mit deinen Träumen befasst oder bist du jemand, der versucht, ihre Bedeutung zu interpretieren? Für mich stellen Träume eine natürliche Verbindung zwischen unserer Intuition (Bauchgefühl) und unserem Bewusstsein dar. In Träumen versucht der Körper uns zu erklären, was aktuell falsch läuft und was möglicherweise passiert. Warum ich das glaube, möchte ich dir erklären:

In meiner Familie war es immer so, dass meine Großmutter, Mutter und ich auffällig ähnliche Träume hatten, wenn etwas Negatives passiert ist oder passieren wird, von dem wir noch nichts wussten. So konnten wir schwere Erkrankungen oder sogar Todesfälle innerhalb unserer Familie „vorhersagen". Ich glaube eher, dass es sich um eine spezielle Form der Intuition handelt, die sich über mehrere Generationen vererbt hat. Natürlich kann man das auch als Hokus - Pokus abtun und nie wieder behandeln, doch denk daran: Nur weil etwas nicht erforscht ist, bedeutet das nicht, dass es nicht existiert. Die Träume folgen immer denselben Deutungsmustern, die du auf Internetseiten wie z.B. www.deutung.com nachlesen kannst. Bei einschneidenden Veränderungen in meinem Leben habe ich z.B. immer geträumt, meine Zähne zu verlieren. So oft, wie das passiert ist, hätte mich meine Zahnzusatzversicherung vermutlich schon längst verklagt.

Was hat das mit Nadines Situation zu tun? Bevor wir die Diagnose Brustkrebs bekamen, hatte ich wochenlang schlimme Alpträume. So stark, wie ich sie noch nie erlebt hatte. Es kam vor, dass ich total übermüdet zur Arbeit fuhr und prompt von meinem Chef gefragt wurde, was passiert sei. Meine Antwort war immer dieselbe: „Ich weiß nicht, was los ist, aber ich habe seit Wochen Alpträume und kann nicht schlafen." Diese Träume waren in ihrer Ausprägung so extrem, wie ich es noch nie erlebt hatte. Von Wachträumen, in denen ich von Dämonen gejagt wurde, bis zu Mordszenen, die nicht schlimmer hätten sein können. Doch ich war nicht der Einzige mit dieser Art von Intuition. Meine Mutter schlief ebenfalls sehr unruhig.

Nach der Diagnose war mir klar, um was es in diesen Träumen ging, aber diese unbewusste Kommunikation ging noch weiter. So hatte Nadine kurz nach der Diagnose immer denselben Traum: Zwei Einbrecher, die versuchten, in unser Haus einzudringen. Jedes Mal hat sie dabei einen verjagt und einen umgebracht. Normalerweise träumte sie nicht von solchen „brutalen" Szenarien, doch in diesem Zeitraum waren ihre Träume sehr intensiv. Kurz danach erinnere ich mich an einen Traum, den ich hatte: Ich lag mit Nadine im Bett, und unser geliebter, verstorbener Hund war auch da. Es kamen abermals zwei Einbrecher rein (eine Frau und ein Mann), die versuchten, eines der Disney-Kuscheltiere von Nadine zu stehlen. Unser Hund versuchte, das Kuscheltier mit den Zähnen festzuhalten, während ich auf die Frau einschlug. Doch diese schien keine Kampfeslust zu verlieren (der Traum war kurz nach der ersten Chemo). Doch nach einer kurzen Zeit ging sie vollkommen erschöpft zu dem zweiten Einbrecher zurück und sagte: „Irgendwas stimmt nicht. Ich verliere all meine Kraft." Wie du diesen Traum interpretierst, bleibt dir überlassen, doch ich weiß, was ich geträumt habe. Kurz darauf folgte der nächste Traum: Dieses Mal als sogenannter luzider Traum. Ich fühlte mich bei vollem Bewusstsein und wachte aus dem Bett auf, ging in Richtung unseres Ankleideraums und bemerkte, dass die Tür doppelt so groß war und eine andere Türklinke hatte. Ich rief sofort Nadine und sagte ihr, dass hier etwas nicht stimmte. Irgendwas war nicht richtig. Dann packte sie mich, blickte mich an und sagte: „Es ist alles richtig so." Dabei hatte sie wieder ihre alten, langen, roten Haare. Ziemlich verrückt, oder? Aber es geht noch weiter.

Nach dem dritten Zyklus ereilte mich ein weiterer Traum. Es waren eher drei separate Träume hintereinander. In jedem dieser Träume wurde ich von Menschen überwältigt, die mich hätten töten können und im Kontext des Traumes auch jede Berechtigung dazu hatten. Doch in allen drei Träumen kam ich ohne Verletzung davon und verstand nie, wie ich der Situation entkommen konnte. Zeitgleich hatte auch meine Mutter einen ähnlichen Traum, bei dem sie eigentlich hätte sterben müssen, aber auf unerklärliche Weise ebenfalls verschont blieb.

Wenn du denkst, das ist das Ende meiner verrückten Träume, weit gefehlt. Tief in der zweiten Chemotherapie (zielgerichtete Therapie) kam es erneut zu einem Zwischenfall. Ich hatte, um ehrlich zu sein, den Überblick darüber verloren, in welchem Zyklus Nadine sich befand. Doch ein Traum sollte mich massiv daran erinnern: Ich träumte von einer Bande von 4 / 5 Männern, die nachmittags in einer Großstadt Menschen auf der Straße ermordeten. Zu dem Zeitpunkt befand ich mich, natürlich im Traum, ebenfalls auf besagter Straße. Ich wusste und hatte das Gefühl, dass diese Bande ebenfalls hinter mir her war und mich umbringen wollte. Das Gefühl dieser lebensbedrohlichen Situation war völlig überwältigend, wie ich es auch in den vorherigen Träumen empfand. Also entschied ich mich im Traum, die Seiten zu wechseln: Ich erlangte das Vertrauen dieser Gruppe, um alle außer einen dieser Täter auszuschalten. Der letzte Überlebende kam auf mich zu. Es war ein riesiger Kerl, vor dem ich am meisten Angst hatte. Er fragte mich, wo seine Freunde seien, und ich wusste, dass ich kurz davor war, entdeckt zu werden. Jetzt wird es etwas eigenartig (es tut mir leid). Also nahm ich schnell eine Flinte in die Hand und schoss diesem Menschen kurz gesagt ins Gesicht. Erster Schuss, zweiter Schuss. Plötzlich sagte er: „Schieb den Lauf tiefer rein." Es schien ihm zu gefallen. Meine Angst wich einem freundschaftlichen Gefühl, und auf seltsame

Weise fühlte ich eine Verbindung zu diesem Menschen. Dennoch schoss ich weiter auf ihn, weil es sich richtig anfühlte. Bis zu dem Zeitpunkt, als die Flinte leer war. Das war nach dem sechsten Schuss. Ich konnte in diesem großen Loch im Gesicht sein Gehirn sehen, auf das meine letzte Kugel abgefeuert worden war. Danach kam es zu einem Schnitt in der Szene, und ich befand mich neben Nadine und meiner Mutter. Vor mir stand dieser Mann, den ich ab diesem Zeitpunkt als „Freund" bezeichnete. Er sagte zu mir: „Ich kann endlich wieder sehen. Tu mir bitte einen Gefallen und gib mir einen Kuss." Danach löste er sich auf, und der Traum endete.

Glaub mir: Auch ich habe mich gefragt, ob ich den Verstand verloren hatte, und ich habe viel über diesen Traum nachgedacht, weil er sehr intensiv und unwirklich erschien. Ich teilte diesen Traum mit Nadine, auch wenn ich Angst hatte, dass sie mich direkt in die Geschlossene einweist. Gleichzeitig stellte ich die Frage: „In welchem Zyklus befinden wir uns gerade?" Sie antwortete: „Im sechsten, und am nächsten Montag haben wir die zweite Kontrolluntersuchung." Ich schreibe diese Zeilen am 07.09.23, kurz vor unserer Kontrolluntersuchung. Sollten die Ergebnisse an diesem Montag positiv ausfallen, so weiß ich genau, was dieser Traum zu bedeuten hatte. Ich lasse meine Interpretation an dieser Stelle außen vor und stelle dir die Frage: Was denkst du? Genau an diesem Punkt im Buch werde ich das Ergebnis der zweiten Kontrolluntersuchung aufschreiben, und du kannst dann selbst deine Rückschlüsse ziehen.

Update 11.09.2023: Was soll ich dir sagen? Die Ergebnisse findest du im Kapitel „Remission". Da habe ich die Untersuchung etwas ausführlicher beschrieben, aber das Wichtigste in Kürze: Im Ultraschall ist kein Tumor mehr nachweisbar.

Nimm davon mit, was du gebrauchen kannst, oder halte mich für komplett verrückt. Ich für meinen Teil weiß jedoch, was ich gesehen habe, was es bedeutet, und dass es sich um eine Verbindung zwischen Unbewusstsein und Bewusstsein handelt. Faktisch ist es so, dass dein Bauchgehirn etwa 100 bis 200 Millionen Nervenzellen hat. Zum Vergleich: Ein Hund hat in seiner Hirnrinde etwa 160 Millionen Nervenzellen. Und genau diese Nervenzellen kommunizieren auch mit deinem eigentlichen Gehirn. Hormone wie z.B. Serotonin werden auch im Bauch gebildet und ausgeschüttet. Vollständig erforscht ist dieses Bauchgehirn nicht, doch es scheint als wäre das die Quelle deiner eigenen „Intuition" oder dein Bauchgefühl, das du bestimmt kennst, wenn du Entscheidungen treffen musst.

Kurz zusammengefasst: Ich für meinen Teil erkläre mir diese Verbindung folgendermaßen: Unser bewusstes Ich, also alles, was im Cortex im Gehirn vonstattengeht, kann negative Veränderungen auf zellulärer Ebene nicht erkennen. Und genau hier kommt, so mein Glaube, das Bauchhirn ins Spiel: Es versucht unserem bewussten Ich durch Intuitionen über z.B. Träume Informationen zu übermitteln, da es sehr viel schneller versteht und merkt, wenn etwas auf zellulärer Ebene im Körper nicht in Ordnung ist. Also versucht das Bauchgefühl deinem bewussten Ich mitzuteilen, dass etwas nicht stimmt. Ich glaube nicht, dass das großartiger Hokus - Pokus ist, sondern eine innere Verbindung unserer unbewussten und bewussten Seite. Vielleicht hilft dir diese Erklärung dabei, zu akzeptieren, was ich dir in diesem Teil des Buches zu vermitteln versucht habe. Falls nicht: Bitte nicht den Rettungsdienst rufen. Von einer Einweisung bin ich noch weit entfernt.

ERSTANGRIFF BRUSTKREBS

ERTRAGE ES NICHTS ZU TUN

Erinnerst du dich an den Führungskreislauf, den ich dir zu Beginn dargestellt habe? Du und dein Partner oder deine Partnerin kommen zwangsläufig irgendwann an den Punkt, wo ihr einfach „nichts mehr machen könnt". Ihr habt alle sinnvollen Maßnahmen ergriffen, kontrolliert regelmäßig eure Ergebnisse und ob eure Maßnahmen Erfolg zeigen, und wartet im Prinzip auf den weiteren Therapieverlauf. Dieses „Abwarten", in der Medizin auch als „watchful waiting" bezeichnet, kann sehr belastend sein und muss von dir und deinem Umfeld einfach ertragen werden. Eine eskalierende Therapie kann genauso schädlich sein wie eine nicht ausreichende. Es verhält sich ganz einfach. Paracelsus sagte einst: Die Dosis macht das Gift. Von allem „zu viel" und du läufst Gefahr, dich selbst zu vergiften. Also suche deine Balance und vertraue ein Stück weit dem Prozess selbst. Es wird während dieser Warteperioden irgendwann wieder weitergehen. Nutze die Zeit währenddessen: Wir sind meist verreist oder haben schöne Dinge zusammen unternommen. Habe Geduld und finde dein inneres Gleichgewicht, um den Wartezyklus zu ertragen. Ich weiß, wie schwer diese Akzeptanz ist, doch ich kann dir sagen, dass der Punkt, an dem man nichts mehr machen kann, vollkommen normal ist.

Der größte Fehler in dieser Situation, den du begehen kannst, ist es, wilden Aktionismus zu betreiben. Handle abgeklärt und mache dir genaue Gedanken zu deiner Situation und der Regel der Ursache und Wirkung. Manchmal ist es eben doch genau das Richtige, nichts zu tun.

AUFKLÄRUNG UND SACHLICHE DISKUSSION

Ein politisch kontroverses Thema, möchte ich an dieser Stelle ansprechen: Die Corona-Pandemie und die Auswirkungen einer möglichen Impfung. Ich bin weder ein Querdenker noch ein Corona-Leugner oder ein sogenannter „Schwurbler", wie man diese Menschen bezeichnet hat. Ich war jedoch immer offen für einen sachlichen Diskurs mit diesen Gruppen, da eine Demokratie auch jederzeit andere Meinungen aushalten muss. In letzter Zeit habe ich mich viel mit diesen Themen beschäftigt, da es aus der eigenen persönlichen Erfahrung heraus einfach unfassbar merkwürdig war, wie viele Erkrankungen neben Corona bei Menschen in meinem Alter und in meinem Umkreis auftraten. Ich hatte immer das Gefühl, dass die Altersgruppe zwischen 30 und 50 scheinbar gesundheitliche Probleme nach möglichen Impfungen entwickelt hat. Ich beruhige dich an dieser Stelle: Ich selbst bin auch drei Mal geimpft. Für uns im Rettungsdienst war es verpflichtend, auch wenn diese Grundrechtseinschränkung durchaus diskutiert werden muss. Du musst nämlich wissen, dass beispielsweise eine Türöffnung in einem Feuerwehreinsatz Grundrechte von Menschen einschränkt und diese Einschränkung ist massiv und auch richtigerweise reglementiert. Es müssen viele Voraussetzungen erfüllt sein, damit ich als Einsatzleiter tatsächlich eine Türöffnung anweisen kann. Bei der Verpflichtung zur Impfung ging es plötzlich ganz einfach, obwohl wir hier von der „körperlichen Unversehrtheit" sprechen. Eigentlich benötigt man für solche Einschränkungen eine sogenannte „Ermächtigungsgrundlage". Diese wurde damals mit dem neuen Infektionsschutzgesetz geschaffen.

Aber zurück zu meinen persönlichen Erfahrungen mit Erkrankungen im eigenen Umfeld. Ich habe mich immer gefragt, ob meine Vermutung auch in Zahlen belegt werden kann, und siehe da: Im Juli 2023 veröffentlichten Herr Christof Kuhbandner (Professor für Psychologie) und Herr Matthias Reitzner (Professor für Mathematik) eine Studie mit dem Titel „Estimation of Excess Mortality in Germany During 2020 – 2022" auf der Plattform Cureus. Ich fasse die Ergebnisse kurz zusammen: Eine Übersterblichkeit im Jahr 2020 konnte nur eingeschränkt festgestellt werden. Das Maximum in diesem Jahr wurde in der Altersgruppe zwischen 70 und 79 mit einer Übersterblichkeit von ungefähr 2% erreicht. Im Jahr 2021 wurde eine massive Übersterblichkeit in der Altersgruppe 40–49 mit 8% festgestellt. Die 15–39-Jährigen lagen bei ungefähr 3,5%. Im Jahr 2022 setzte sich dieses Muster fort: Die Übersterblichkeit der Altersgruppe von 15–39 lag bei 11%, bei der Gruppe von 40–49 bei 8% und bei der Gruppe von 70–79 bei 11%. Die beiden Professoren kommen zu dem Ergebnis, dass im Frühjahr 2021 etwas passiert ist, das die Übersterblichkeit gefördert hat. Aber die Zahlen hören im Jahr 2023 nicht auf: Im Vergleich zum Jahr 2019 hatten wir im Januar eine Übersterblichkeit von 17%, im Februar von 2%, im März von 9% usw. (Quelle: Statistisches Bundesamt). Dieser Abschnitt in dem Buch ist eine Aufforderung zur Diskussion: Wir müssen uns über solche Dinge unterhalten! Denn im Dezember 2020 startete die deutsche Impfkampagne. Ich kann dir nicht sagen, ob die Übersterblichkeit tatsächlich mit der Impfung zusammenhängt, jedoch ist meine persönliche Erfahrung, dass meine Generation massive gesundheitliche Einschränkungen erfahren hat. Das Problem dabei ist: Wir sind eigentlich die aktuellen Leistungsträger in unserer Gesellschaft, bezogen auf die berufliche Stellung.

Was ist nun der Brückenschlag zu dir? Ich möchte nur in Frage stellen, ob eine Impfung möglicherweise zur Destabilisierung des Immunsystems führt und dadurch Krebszellen fördern kann. Solange diese Frage politisch ungewollt bleibt und Herr Gesundheitsminister behauptet, dass die Übersterblichkeit unter anderem durch eine Hitzewelle entstanden ist, werden wir keinen sachlichen Diskurs führen können, obwohl dieser zwingend angebracht ist. Fakt ist jedoch, dass Krebszellen entzündetes Gewebe in ihrer Umgebung benötigen, um sich zu radikalisieren und weiterzuwachsen. Nun stelle ich dir die Frage: Wenn Menschen nach der Impfung an entzündlichen Erkrankungen leiden, wie zum Beispiel in meinem Fall einer Entzündung der Gefäße oder an Herzmuskelentzündungen – fördert der Zustand die Entstehung von Krebs oder hemmt er sie eher? Es scheint ein Problem mit Entzündungsreaktionen nach der Impfung zu geben. Du kannst dir die Antwort mit Sicherheit am besten selbst geben, da du bereits bis hierher gelesen hast und viel Wissen mit dir trägst.

Wie gesagt: Es ist eine reine Diskussionsgrundlage und kein Geschwurbel. Ich habe die Antwort jedenfalls nicht, aber eine Aufklärung halte ich für absolut notwendig.

REMISSION!

Wir schreiben heute, den 11. September 2023. Es könnte keinen besseren Zeitpunkt geben, um diese Zeilen zu beginnen. Dieser Tag hat für jeden Feuerwehrmann eine große Bedeutung. Vor 22 Jahren verloren 343 Kameraden und Kameradinnen ihr Leben beim Versuch, Menschen zu retten. Diese mutigen Männer und Frauen bleiben auf ewig ein Teil von mir. Ihr Andenken und ihr Opfer werden nie vergessen sein.

Genau an diesem Tag hatte Nadine ihre zweite Kontrolluntersuchung, nachdem die Hälfte der zielgerichteten Chemotherapie abgeschlossen worden ist. Ich brauche dir nicht zu sagen, wie nervös wir erneut vor diesem Termin waren. Die Nacht war unruhig, die Tage vorher voller Gedanken. Haben unsere Maßnahmen gegriffen? Spricht der Tumor auf die zielgerichtete Therapie an? Wie sieht unsere Prognose aus? Also fuhren wir zum Brustzentrum in Düsseldorf und wurden von unserem behandelnden Arzt begrüßt.

Relativ zügig ging es zum Ultraschall. Frau Mai durfte sich also entkleiden und bekam etwas Gel auf die Brüste geschmiert, damit man auch alles gut erkennen konnte. Und was soll ich dir sagen? Der Doc suchte und suchte und suchte und suchte. „Hier war eine große dunkle Wolke. Was soll ich Ihnen sagen? Ich sehe keinen Tumor mehr."

Diese Worte ließen mich sofort weinen. Der Clip war kaum noch zu erkennen, da dieser nicht mehr von dunklem Gewebe umgeben war. Im Gegenteil: Das Gewebe ist hell und sieht vollkommen gesund aus. Das, was wir noch fühlen, ist Narbengewebe, das der Doktor bei der Operation entfernen wird. Er druckte das Ultraschallbild in vier verschiedenen Kontrasten aus, überprüfte, verglich und betrachtete den

Verlauf der letzten Monate genau. Abermals mit dem Ergebnis: „Nein. Ich kann keinen Tumor mehr erkennen. Das Ansprechen auf die Chemotherapie ist sehr, sehr, sehr gut." Natürlich kann er nicht garantieren, dass keine Krebszellen mehr vorhanden sind, aber der Tumor ist weg. Er sagte uns, dass die Prognose für eine vollständige Heilung ohne Rückfall über 90% liegt.

Ich kann eigentlich gar nicht in Worte fassen, wie ich mich fühle. Ich weiß auch nicht mehr, wie viele Freudentränen ich verdrückt habe. Nadine fiel eine unheimliche Last von den Schultern und sie weinte vor Glück. Auch wenn wir noch nicht am Ende sind, sind wir auf einem sehr, sehr guten Weg! Wir sind kurz davor, diesen riesigen Berg zu bezwingen. Als der Doc seinen Befund verschriftlichte, schrieb er in großen Buchstaben mit einem Ausrufezeichen auf die Abschlussprognose: „Remission!"

Er sagte uns zwar, dass eine pathologische Komplettremission nach der Operation nicht garantiert sei, aber selbst, wenn noch ein paar Zellen nachgewiesen werden können, ist das bei diesen triple positiven Tumoren keine schlechte Prognose. Doch natürlich tun wir alles, um diesen pcR-Status zu erreichen!

Wo im Mai 2023 ein 24mm großes Mammakarzinom vorhanden war, hat die erste Chemotherapie diesen Tumor im Juli 2023 auf 8mm schrumpfen lassen. Am 11. September 2023, nach sechs weiteren Chemotherapien, konnte kein Tumor mehr im Ultraschall nachgewiesen werden. Sechs weitere Therapien stehen uns noch bevor, doch wir sind bester Dinge: Es sieht sehr gut für uns aus! Welche Maßnahme nun welchen Anteil an diesem fantastischen Ergebnis hatte, kann ich dir natürlich nicht sagen, aber ich glaube, der Verlauf spricht Bände.

Meine Dankbarkeit gegenüber dem Universum, den Menschen, die uns unterstützt haben, den Menschen, die Nadine medizinisch behandelt haben, denen, die in unzähligen Studien die Forschung vorangebracht haben, dem lieben Gott und allen, die Anteil genommen haben, kann ich gar nicht in Worte fassen. Sprache könnte niemals meine aktuellen Gefühle widerspiegeln.

Doch natürlich sind wir noch nicht am Ende. Heute, am 15. November 2023, waren wir erneut im Brustzentrum zur Vorbesprechung für die Operation, die in zwei Tagen stattfinden wird. Ich weiß: Das Tempus in diesem Kapitel ist relativ durcheinander. Das liegt daran, dass ich es ziemlich „live" schreibe, also direkt an dem Tag, an dem es etwas zu berichten gibt. Fast wie in einem Tagebuch. Zurück zum Punkt: Eigentlich dachte ich, dass es heute einer dieser „Standard"-Termine vor einer Operation wird: Ein kurzes Gespräch mit dem Anästhesisten über mögliche Risiken usw. Doch ich wurde sehr positiv überrascht. Die Stellvertretung von unserem Arzt war heute zugegen, die nicht nur das präoperative Gespräch führte, sondern Nadine auch noch einmal von oben bis unten untersuchte.

Doch jetzt haben wir ein Problem, das wir sehr gerne in Kauf nehmen: Der eingesetzte Titan-Clip ist nicht mehr sichtbar. Also wirklich überhaupt nicht mehr. All das maligne Gewebe drumherum existiert im Ultraschall nicht mehr, so dass man nicht einmal mehr die Markierung erkennen kann. In der Praxis ist das kein Problem: Man nutzt dann eben eine Mammographie zur erneuten Markierung. Doch das Ergebnis dieses Ultraschalls spricht auch wieder Bände: Die Therapie bis zum jetzigen Zeitpunkt war absolut optimal! Ein besseres Outcome hätte man zu diesem Zeitpunkt nicht erreichen können. Dennoch ist die Woche vor der Operation geistig wirklich fordernd. Es geht jetzt quasi um den Abschluss der Therapie und das finale pathologische Ergebnis. Natürlich sind wir aufgrund des Verlaufs bester Dinge und die Ärzte geben uns sehr viel Hoffnung, doch wenn du an diesem Punkt irgendwann bist, wirst du verstehen, wie schwierig es sein kann, die Angst vor negativen Neuigkeiten zu verdrängen. Das pathologische Ergebnis soll übrigens 3 – 5 Tage nach der Operation zur Verfügung stehen. Bis dahin beißen wir die Zähne zusammen und machen es wie immer: Schritt für Schritt. Keine Sorge: Das Kapitel wird schon sehr bald weitergeführt!

17. November 2023 (geschrieben am 18. November 2023): Der Tag begann sehr früh, da Nadine die erste Operation des Tages war. Angekommen an der Klinik ging es sofort los: 3D-Mammografie und Markierung des Clips mithilfe eines Metallstabes. Ich habe bereits erwähnt, dass der Clip im Ultraschall nicht mehr sichtbar war, also war diese Methode die beste Möglichkeit, das ehemalige Tumorgewebe zu markieren. Als die Ärztin mit der Verlegung des Metallgestänges fertig war, rief sie uns in ihren Raum.

Dort angekommen, konnte ich mir die Bilder der Mammografie ansehen und bemerkte einen kleinen Herd „Mikrokalk". Genau wie du es vermutlich kennst, wenn ein Tumor bei der Erstdiagnose vermutet wird. Ich war etwas verunsichert, da ich nicht wusste, ob dieser Kalk auf einen „neuen" Herd hinweist, doch unser behandelnder Arzt konnte mich beruhigen: Die Medikamente lösen den Mikrokalk nicht auf. Dieser wird während der Operation entfernt und ist kein negatives Zeichen für mögliches Tumorgewebe.

Anschließend ging es dann hoch auf die Station, wo Nadine sich umziehen konnte. Danach begann eine wirklich lange Wartezeit für mich.

Inzwischen muss ich sagen, dass man sich an die „Warterei" gewöhnt hat. Ich habe gelernt, meinen Kopf und die permanenten Sorgen ein Stück weit auszuschalten und auf den Prozess zu vertrauen. Die Operation dauerte netto etwa eine Stunde. Doch mit der Vorbereitung und dem Aufwachraum dauerte es ungefähr drei Stunden, bis ich meine kleine Grinsebacke im Operationsbett wiedergesehen habe. Sie grüßte mich mit einem breiten Grinsen und einem „Hallo!". Bis heute bin ich immer wieder beeindruckt davon, wie schnell sie sich von Medikamenten und Narkosemitteln erholt. Solltest du übrigens noch keine Narkose erlebt haben, kann ich dich beruhigen: Heutzutage wird den Patienten, im Regelfall, Propofol gespritzt. Eigentlich schläfst du ein und hast das Gefühl, fünf Sekunden später wieder aufzuwachen. Wirkliches Wahnsinnszeugs!

Sollten deine Venen beim Einspritzen des Medikaments übrigens „brennen", so ist das vollkommen normal: Propofol wird in Sojamilch gebunden und führt unweigerlich zur Reizung der Vene.

„Die Schwester im Aufwachraum sagte, dass die Operation gut verlaufen ist", sagte Nadine zu mir, als sie im Zimmer war. Ganz kurz zum Zimmer selbst: Da Nadine Privatpatientin ist, kamen wir in den Genuss der „Wahlleistungsstation". Sehr schöne große Zimmer, viel Ruhe, eine schöne Lounge und wirklich kein Vergleich mit den Krankenhauszimmern, vor denen es jedem graut. Dieser Ort war dafür vorgesehen, dass Patienten auch wirklich genesen können, und ich würde auch als gesetzlich Versicherter jederzeit das zusätzliche Geld in die Hand nehmen und diese Vorteile genießen! Die Schwestern waren sehr zuvorkommend, das Essen wirklich gut und die Ruhe der eigentliche Unterschied zu überfüllten, kleinen Patientenzimmern, in denen man teilweise nicht einmal vernünftig schlafen kann (vertrau mir: Ich lag bei meinem Krankenhausaufenthalt in einem Zimmer, in dem ich ohne Schlafmittel nicht einschlafen konnte, weil permanent Rambazamba war). Hier geht es wirklich um Heilung.

Zurück zum eigentlichen Tag: Während wir auf den Arzt warteten, habe ich mir Nadine genauer angesehen. Zwei Schläuche hingen aus ihrer Brust, die in zwei Behältern endeten. Um dir die Angst zu nehmen: Das sind sogenannte Drainagen. Diese Schläuche liegen im Operationsgewebe, um Wundflüssigkeit und Blut abfließen lassen zu können. Würdest du diese nicht in der Brust haben, würde es zwangsläufig zu flüssigkeitsgefüllten Volumen kommen, die unweigerlich punktiert werden müssten. Diese Drainagen bekommst du übrigens innerhalb von 2 – 5 Tagen gezogen, je nach Wundheilung. Nadine selbst ging es den Umständen entsprechend gut. Sie war, logischerweise, etwas müde und „plapperte" weniger, als sie es sonst macht. Dann weiß ich im Regelfall, dass sie erschöpft ist. Sonst ähnelt sie eher einem Papagei, der unheimlich mitteilungsbedürftig ist, während ich eher der ruhige Typ bin.

Die Tür des Patientenzimmers öffnete sich, und unser Arzt betrat es mit einem breiten Grinsen. „Die Operation ist gut verlaufen, gut, gut! Frau Mai, ich habe drei gute und eine schlechte Nachricht für Sie." Du musst wissen, dass dieser Arzt sehr sachlich ist, was ich persönlich bevorzuge. Er redet nicht um den heißen Brei herum, sondern sagt uns immer ganz konkret, worum es geht. Manche würden ihn vielleicht als emotionslos bezeichnen, doch er zeigt durchaus Emotionen und Mitgefühl in Mimik und Tonfall. Ich habe dir mal gesagt, wie ich als Einsatzleiter handle: Nur mit einer professionellen Distanz schafft man es, objektiv die richtigen Entscheidungen zu treffen und zu kommunizieren. Genau dieses Gefühl hatte ich immer auch bei unserem Doktor.

„Der Pathologe im Operationssaal hat einen Schnellschnitt durchgeführt und das entnommene Gewebe geprüft. Es sah aus wie vollkommen gesundes Gewebe! Krebszellen konnte er nicht erkennen. Im Labor wird dies weiter untersucht, aber es sieht wirklich gut aus. Die zweite gute Nachricht ist: Wir haben nur zwei Lymphknoten entnommen. Beide waren vollkommen frei und wurden vom Tumor nicht befallen. Die dritte gute Nachricht ist: Wir brauchten nur einen Schnitt." Ich habe mir den Schnitt heute angesehen: Er verläuft quasi quer über die Brust mit einer ungefähren Länge von 90 mm. Mir persönlich wäre es übrigens vollkommen egal, ob Nadine eine oder drei Narben auf der Brust davonträgt: Hauptsache, sie wird gesund! „Die schlechte Nachricht ist: Der Anästhesist hat sie bereits aus der Narkose geholt, als ich ihren Port entfernen wollte. Den konnte ich also nicht entfernen. Aber das ist eine einfache, ambulante Operation!" Ich musste mich schütteln und alles noch einmal durchdenken: „Das Gewebe sieht krebsfrei aus. Die Lymphknoten waren nicht befallen." Das Ergebnis bedeutete für mich in diesem Moment: „Alles wird gut!" Natürlich konnte auch ich, das Weichei, wenn es um meine Frau geht, meine Tränen nicht zurückhalten. Das galt übrigens auch für meine Mutter, die uns bei jedem schweren Termin begleitet hat, und der ich unendlich dankbar für ihre Anwesenheit bin! Mama, wenn du das hier liest: Ich danke dir von ganzem Herzen! Du bist, bleibst und warst immer mein Vorbild, weil ich keinen anderen Menschen auf diesem Planeten kenne, der so ein reines Herz hat wie du.

Was soll ich dir an dieser Stelle also sagen? Bis zum heutigen Tag kann ich das Erlebte nicht wirklich begreifen. Nadine geht es genauso. Natürlich müssen wir noch auf das Laborergebnis warten, aber der behandelnde Arzt sagte uns im Wesentlichen folgendes: Trotz eines initial aggressiven Tumors konnten wir diesen während der Chemotherapie so weit angreifen, dass er nicht mehr bildgebend sichtbar war. Bei der eigentlichen Operation war der Tumor nicht mehr nachweisbar. Das Gewebe zeigte im ersten pathologischen Schnitt keine Krebszellen, und kein einziger Lymphknoten war befallen. Wenn mir jemand zu Beginn dieser ganzen Zeit dieses Ergebnis im Austausch zu meinem gesamten Sparkontostand angeboten hätte, hätte ich das Angebot blind unterschrieben! Alles klingt wie ein Märchen in einem Alptraum. Seit der Diagnose haben wir keinen einzigen negativen Rückschlag erleben müssen, im Gegenteil. Die Ergebnisse waren zu jedem Zeitpunkt unglaublich positiv und vielversprechend. Klar: Ich bin ein Typ, der 100 % Sicherheit braucht, ein natürlicher Skeptiker. Doch langsam glaube sogar ich daran, dass wir wirklich unglaublich glimpflich davonkommen werden. Was mir fehlt, ist natürlich das Labor, aber unser Fortschritt ist einfach beeindruckend. Die ganze Zeit war so unfassbar intensiv und schwierig, doch die Ergebnisse sprechen Bände. Ob und inwieweit unsere Maßnahmen daran ihren Anteil hatten, kann keiner sagen, aber wenn du mich fragst, bin ich absolut überzeugt davon, dass unsere Ernährungsumstellung einen signifikanten Einfluss auf den positiven Verlauf hatte. In all den Jahren habe ich niemanden kennengelernt, dessen Körper so schnell und viel kompensieren konnte. Der medizinische Verlauf war absolut beeindruckend! Fast zu gut, um wahr zu sein, und hätte ich das alles nicht selbst miterlebt, hätte ich die Geschichte nicht geglaubt. Doch sie ist wahr: Wir sind kurz davor, die Krebserkrankung zu besiegen. Meine Dankbarkeit können Worte nicht ausdrücken. So wie es aussieht, kann meine geliebte Frau einen zweiten Geburtstag feiern und wird noch eine lange Zeit meine Ohren vollquasseln. Ich würde nichts lieber ertragen, als ihre freche, liebevolle Art, bis zum Ende meiner Tage.

21.11.2023: Als ich dieses Kapitel begonnen habe, stand hinter dem Wort „Remission" ein Fragezeichen. Der heutige Tag beinhaltet die letzten Worte, die ich in dieses Kapitel und das Buch investieren werde. Der letzte Tropfen des 16 Jahre alten Lagavulin Single Malt ist im Glas. Diese Flasche habe ich angefangen, als Nadine ihre Diagnose erhalten hat, mit der Zielsetzung, den letzten Tropfen dann zu trinken, wenn sie wieder gesund ist. Heute gegen 17:50 kam Nadine mir an der Tür zum Arbeitszimmer entgegen. Um ehrlich zu sein, habe ich an diesem Tag an kein besonderes Ereignis gedacht. Ich wusste, dass die Tumorkonferenz am 23.11.23 stattfindet und unser Abschlussgespräch am 27.11.23 ist. Klar – viel Zeit bis zur endgültigen pathologischen Aussage, doch um ehrlich zu sein, hat mich das Wochenende so viel Kraft und Energie gekostet, dass ich froh war um etwas Ruhe.

„Timmy, unser Arzt hat mich angerufen." Tränen schossen ihr Gesicht herunter. „Was ist los?", fragte ich. „Ich bin krebsfrei."

Die magischen Worte. Worte, auf die wir viele Monate hingearbeitet haben. Diszipliniert dem Plan vertraut haben und ihm gefolgt sind. „Der Arzt sagte, dass die Pathologie im Labor keine Krebszellen mehr feststellen konnte. Er sagte, das Gewebe bestand aus 1,5 cm Narbengewebe. Keinerlei Tumor feststellbar." Gleichzeitig sagte der Arzt: „Wissen Sie eigentlich, dass wir beide am selben Tag Geburtstag haben? Wir sind Glückskinder."

Am 21.11.2023 erhielten wir also die Nachricht, dass Nadine eine pathologische Komplettremission erreicht hat. Das große Ziel, das ich mir immer vor Augen geführt habe und das ich unbedingt durch meine Maßnahmen begünstigen wollte. Klingt nach einem Traum? Genau so fühlt es sich an. Meine Frau kann einen zweiten Geburtstag feiern, und wir haben einen riesigen Schritt gemacht. Definitiv den größten und finalen Schritt. Klar: Es folgt noch die Bestrahlung, Nachsorge, Antikörper- und Hormontherapie, um Rezidiv-

Wahrscheinlichkeiten zu verringern. Das ist uns alles bewusst, jedoch gab es aus dieser Situation kein besseres Outcome. Wir haben das Maximum erreicht und können uns über dieses fantastische Ergebnis freuen!

Ich brauche dir wohl nicht zu sagen, dass wir den Abend mit Tränen, Instagram-Posts, Nachrichten, einem Familienbesuch, noch mehr Tränen, Telefonaten, Wein und Whiskey verbracht haben und komplett erledigt waren. Und alles hat sich wie ein Traum angefühlt. Vollkommen surreal. Das Erlebte zu verarbeiten wird mit Sicherheit noch einige Zeit in Anspruch nehmen, doch wir sind unendlich dankbar. Statistisch gesehen lag dieses Ergebnis bei einem HER2-Tumor bei einer Wahrscheinlichkeit von ungefähr 25–50 % (je nach Studie), und wir haben dieses Geschenk erreicht. Klar: Mit viel Selbstdisziplin, einer komplett umgestellten Ernährung, positiver Einstellung und viel, viel Kampfeswille. Doch selbstverständlich ist das alles nicht! Ich bin mir sicher, dass jemand auf uns aufgepasst hat und uns in den dunkelsten Stunden zur Seite stand. Es ist einfach noch sehr schwer zu fassen.

Natürlich werden wir genau so weitermachen wie bisher, nur dass wir die sportliche Aktivität bei Nadine nach der Operation und Genesung hochschrauben werden, um mögliche Rezidive statistisch weiter zu verringern. Doch heute ist erstmal ein Feiertag, und ich wünsche dir von ganzem Herzen, dass du nach so einer schwierigen Zeit das gleiche Ergebnis mitgeteilt bekommst wie wir. Das Gefühl ist wirklich unbeschreiblich.

Wir schreiben den 21.11.2023. Nadine ist krebsfrei, in pathologischer Komplettremission, und wir danken dem Universum für dieses Ergebnis. Danke an unsere Familie, Freunde und den lieben Gott. An alle behandelnden Ärzte und das medizinische Personal, das uns begleitet hat: Ich danke euch aus der tiefsten Stelle meines Herzens und meiner Seele! So soll es bleiben, bis wir zusammen alt sind. Ein besseres Ergebnis gibt es medizinisch nicht. Das Rezidiv Risiko beziffert unser Arzt, nach aktueller Studienlage auf sechs Prozent.

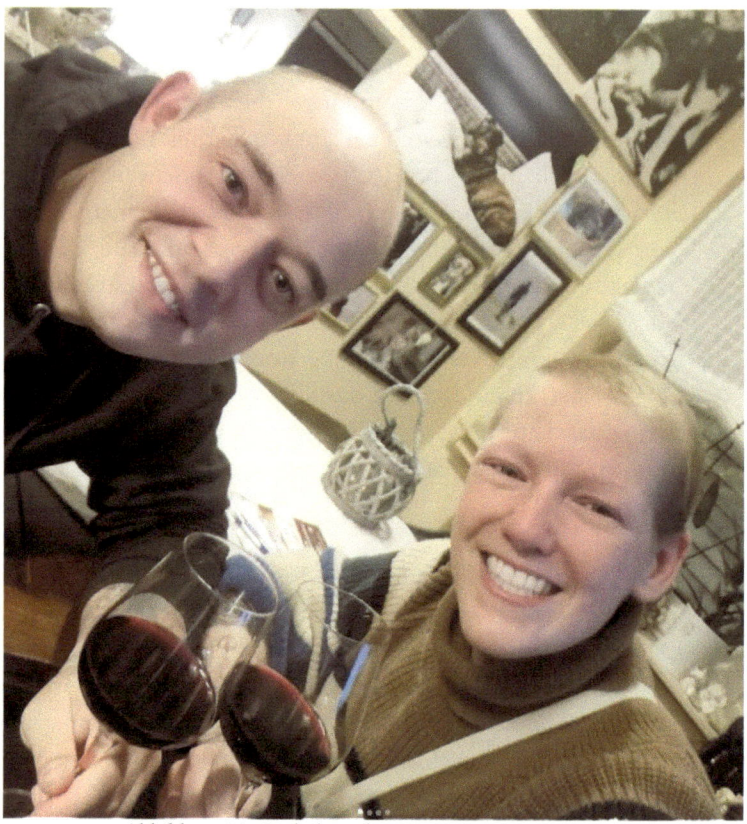

Abbildung 14 - Pathologisch in Komplettremission

DANKBARKEIT

Du fragst dich jetzt, warum ich ausgerechnet das Wort „Dankbarkeit" in den Mund nehme. Wir sind nicht dankbar für die Erkrankung, die wir durchleben mussten, doch wir sind dankbar dafür, dass wir weiter am Leben sind. Jeden Tag erhalten Menschen sehr viel schlimmere Diagnosen als Brustkrebs. Diagnosen, die damit einhergehen, dass der eigene Tod unmittelbar bevorsteht, ohne große Hoffnung auf Heilung. Es gibt diese Menschen, auch wenn wir mit ihnen nicht tagtäglich zu tun haben. Als ich noch nebenbei im Rettungsdienst tätig war, erinnere ich mich an ein zwanzigjähriges Mädchen. Sie litt an Mukoviszidose, einer schweren, angeborenen Erkrankung. Hierfür benötigte sie dringend eine Lungentransplantation. Mit zwanzig Jahren hatte dieses junge Mädchen bereits zwei von diesen Operationen hinter sich gebracht, da die erste Lunge vom Körper abgestoßen wurde. Ich habe sie gefragt, was sie sich wünschen würde. Sie antwortete: „Ich würde gerne ein Bier im Stadion trinken und ein Fußballspiel genießen ohne Schmerzen oder Sorgen." In ihrem Alter sollte sie eigentlich auch genau das machen, doch aus irgendeinem Grund, ohne eigene Schuld, musste sich diese junge Frau um Probleme kümmern, die mit einer schlechten Prognose einhergehen. Gesundheit führt unweigerlich dazu, dass schlimme Situationen oder Herausforderungen vom Geist gefiltert und ignoriert werden. Sie sind kaum präsent, bis das Äußerste eben doch eintritt.

Wir sind dankbar, dass der liebe Gott uns die Möglichkeit gegeben hat, kämpfen zu können, zu beweisen, dass wir rational unsere Erkrankung erkennen und versuchen, diese mit sinnvollen Maßnahmen zu bekämpfen. Wir haben diese Möglichkeit erhalten zu beweisen, dass es möglich ist, eine schwere Diagnose zu verarbeiten und zu besiegen. Ich bin dankbar für den Bandscheibenvorfall, den Nadine vor ihrer Brustkrebsdiagnose erhalten hat. Nicht, weil es so viel Spaß macht, Rückenschmerzen zu haben, sondern weil diese Diagnose eine Gewichtsreduktion als Effekt mit sich gebracht hat, die dafür verantwortlich ist, den Tumor frühzeitig erkannt zu haben. Ich bin dankbar für die gute Ausbildung, die ich genossen habe, die vielen Einsätze, die ich gefahren bin und all die Erfahrungen, die ich dabei gemacht habe. Sie haben es mir ermöglicht, mich von einer rein emotionalen Betrachtungsweise zu distanzieren und Nadine auf fachlicher Ebene die Möglichkeit zu geben, wichtige Maßnahmen zu treffen, die den Kampf gegen den Krebs positiv beeinflusst haben. Wäre ich blind vor Emotionen gewesen, hätte ich den Wald vor lauter Bäumen nicht gesehen und schlechte Entscheidungen getroffen.

Ich persönlich danke dem lieben Gott, dass ich durch die Erkrankung meinen Glauben wiedergefunden habe. Ich verbinde diesen mit keiner speziellen Religion oder einem Dogma, sondern viel mehr mit dem Vertrauen und dem Bewusstsein, dass neben unserer sichtbaren Ebene noch sehr viel mehr da ist, was wir einfach nicht sehen und verstehen können. Ich vertraue darauf, dass jemand uns hilft, unterstützt, an unserer Seite steht und uns einen Weg aufzeigt. Das einzige, was er als Gegenleistung möchte, ist ein aufrichtiges, gutes Leben, in dem es nicht mehr um materielle Dinge geht, sondern um Hilfe für andere Lebewesen auf diesem Planeten und Respekt für alles, was diese Welt zu bieten hat. Der Gott, den wir suchen, ist die Natur, die die Menschheit jeden Tag zerstört. Und doch bin ich kein großer Klimaaktivist, weil ich weiß, dass diese Welt immer ihr eigenes Equilibrium herstellen wird. Es gibt kein Ungleichgewicht auf dieser Welt. Sie wird immer wieder von alleine hergestellt. Wo an einer Stelle Dunkelheit herrscht, geht an einer anderen Stelle die Sonne auf. Auf dunkle Tage folgen immer helle Tage.

Unweigerlich wird es aber auch dazu kommen, dass nach einer überstandenen Erkrankung weitere dunkle Tage folgen werden. Gleichsam heißt das aber auch, dass ich und Nadine sorgsam mit unserer Umgebung umgehen. Das hat aber nichts mit extremistischen Klimagedanken zu tun, sondern mit Respekt unserer Umwelt gegenüber.

Ich danke dem lieben Gott für meine neue Betrachtungsweise unserer Kulturen. Materielle Dinge und Luxus bedeuten mir nichts. Sie sind Hirngespinste unserer modernen, kapitalistischen Gesellschaft, um den ewigen Konsum und die Macht einzelner Menschen aufrechtzuerhalten. An dieser Stelle sage ich: Wir sind da raus! Wir genießen viel lieber unsere Zeit in der Natur, ein gutes Glas Wein, einen schönen Angelausflug oder die Ruhe, die einkehrt, wenn nachts der Regen gegen die Fensterscheiben prasselt. Ja, auch wir konsumieren schöne Dinge, wie z.B. ein tolles Motorrad oder ein modernes Mobiltelefon, jedoch alles nur in Maßen und nicht mehr in Übermaßen. Die meisten Probleme anderer Menschen sind uns fremd geworden: Farblich nicht passende Schuhe, ausgekippter Rotwein auf einem Teppich. Was spielt das alles für eine Rolle? Wen interessiert das? Keinen Menschen. Das sind keine Probleme. Das sind Dinge, die eben passieren. Wir als Menschheit haben verlernt, uns über die kleinen Dinge zu freuen, Aufmerksamkeiten anderer Mitmenschen zu priorisieren. Unsere Herzen sind hart und kalt geworden. Wir müssen hart arbeiten, hart trainieren, hart lernen. Doch ich sage dir, was wir stattdessen müssen: Arbeiten mit Leidenschaft, so trainieren, dass sich unser Körper gut anfühlt und das Lernen, was uns weiterbringt, um unserer Leidenschaft nachzugehen. Kein Job ist gut genug, um ihn nur für das Geld zu machen. Viel wichtiger ist es, jeden Tag seiner Leidenschaft nachzugehen und der Erfolg kommt von ganz alleine. Unser Körper, unser

Geist und unsere Seele wollen nicht den ganzen Tag hart behandelt werden. Sie wollen liebevoll herausgefordert werden, um auf schlimme Zeiten vorbereitet zu sein.

Abschließen möchte ich dieses Kapitel mit einer Rede von Charlie Chaplin, die ich immer als große Inspiration gesehen habe. Sie stammt aus dem Film „Der große Diktator":

„Es tut mir leid, aber ich möchte nun mal kein Herrscher der Welt sein, denn das liegt mir nicht. Ich möchte weder herrschen, noch irgendwen erobern, sondern jedem Menschen helfen, wo immer ich kann. Den Juden, den Heiden, den Farbigen, den Weißen.

Jeder Mensch sollte dem anderen helfen, nur so verbessern wir die Welt. Wir sollten am Glück des andern teilhaben und nicht einander verabscheuen. Hass und Verachtung bringen uns niemals näher. Auf dieser Welt ist Platz genug für jeden, und Mutter Erde ist reich genug, um jeden von uns satt zu machen.

Das Leben kann ja so erfreulich und wunderbar sein. Wir müssen es nur wieder zu leben lernen.

Die Habgier hat das Gute im Menschen verschüttet und Missgunst hat die Seelen vergiftet und uns im Paradeschritt zu Verderb und Blutschuld geführt. Wir haben die Geschwindigkeit entwickelt, aber innerlich sind wir stehen geblieben. Wir lassen Maschinen für uns arbeiten und sie denken auch für uns.

Die Klugheit hat uns hochmütig werden lassen, und unser Wissen kalt und hart. Wir sprechen zu viel und fühlen zu wenig. Aber zuerst kommt die Menschlichkeit und dann erst die Maschinen. Vor Klugheit und Wissen kommt Toleranz und Güte. Ohne Menschlichkeit und Nächstenliebe ist unser Dasein nicht lebenswert.

Aeroplane und Radio haben uns einander nähergebracht. Diese Erfindungen haben eine Brücke geschlagen, von Mensch zu Mensch. Die erfordern eine allumfassende Brüderlichkeit, damit wir alle Eins werden. Millionen Menschen auf der Welt können im Augenblick meine Stimme hören. Millionen verzweifelter Menschen, Opfer eines Systems, das es sich zur Aufgabe gemacht hat, Unschuldige zu quälen und in Ketten zu legen.

Allen denen, die mich jetzt hören, rufe ich zu: Ihr dürft nicht verzagen! Auch das bittere Leid, das über uns gekommen ist, ist vergänglich. Die Männer, die heute die Menschlichkeit mit Füßen treten, werden nicht immer da sein. Ihre Grausamkeit stirbt mit ihnen, und auch ihr Hass. Die Freiheit, die sie den Menschen genommen haben, wird ihnen dann zurückgegeben werden.

Auch wenn es Blut und Tränen kostet, für die Freiheit ist kein Opfer zu groß."

In ewiger Dankbarkeit.

Nadine und Tim

SCHLUSSWORT

Solltest du ebenfalls diese schreckliche Diagnose erhalten und meine Tipps im Buch befolgt haben, würde ich mich wirklich wahnsinnig über eine E-Mail mit deinen Erfahrungen freuen: Was wurde bei dir diagnostiziert? Wie war deine Therapie? Welche Methoden hast du angewandt und wie war dein Outcome? Wenn du deine Geschichte mit mir teilen möchtest, dann schreib mir doch eine E-Mail an: meinegeschichtemitbrustkrebs@mail.de und ich melde mich bei dir. Vertrau mir: Ich interessiere mich für dich.

Solltest du selbst noch in Therapie sein: Ich drücke dir alle Daumen, die ich habe und bete zu Gott, dass er dich beschützt und über dich wacht. Egal, wie du die Situation meisterst: Du hast die größten Eier, die man auf diesem Planeten haben kann! Du gehörst zu den wenigen Prozenten der Menschheit, die sich den Begriff „Resilienz" tatsächlich verdient haben. Ich bin stolz auf dich!

Ich bin mir übrigens sicher, dass ich nicht mal ansatzweise alle Aspekte einer Unterstützung bei einer Krebsdiagnose darstellen konnte. Das ganze Thema ist so unfassbar komplex mit so vielen Informationen, dass man sich monatelang mit verschiedenen Ansätzen auseinandersetzen könnte. Mal ganz davon ab, dass die Forschung gerade im Bereich des Brustkrebses auf Hochtouren läuft! Nahezu jeden Monat gibt es tolle Neuigkeiten. Ich bin mir sicher, dass dieses Buch bereits in fünf Jahren als veraltet gelten wird, doch was niemals veraltet sein wird, sind eine gesunde Ernährung und ein Bewusstsein für die Nahrung, die du zu dir nimmst.

Schlussendlich hoffe ich vom ganzen Herzen, dass dieses Buch Menschen nach ihrer Diagnose hilft. Ich habe es nicht geschrieben, um mir einen Porsche zu kaufen oder ein zweites Haus, sondern rein aus dem Willen und Bestreben heraus, etwas Gutes in die Welt zu tragen. Das ist mein einziges, lebenslanges Bestreben ohne wirtschaftliches Interesse. Sollte doch etwas hängen bleiben: Sei dir sicher, dass ich das Geld nutzen werde, um Nadine auf ihrem weiteren Genesungsweg zu unterstützen. Ich brauche weder Statusobjekte noch anderen Schnickschnack.

Ich bitte dich jedoch um eine Sache: Schreib bitte eine Rezension auf Amazon. Egal, ob sie negativ oder positiv ist: Sie ermöglicht es mir, mehr Menschen zu erreichen. Das ist der einzige Wunsch, den ich an dich richte. In der Hoffnung, dass die aufgelisteten Maßnahmen das Leben eines anderen Menschen ebenfalls positiv beeinflussen.

Der Körper folgt dem Geist.